Jean Pütz · Ellen Norten · Monika Pohl

# Rund ums Haar

## schöner, voller, mehr

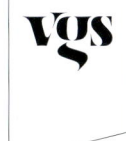

vgs

Die Deutsche Bibliothek – CIP-Einheitsaufnahme

**Hobbythek** / ARD, WDR. – Köln : vgs
Früher u. d. T.: Das Hobbythek-Buch
Pütz, Jean : Rund ums Haar. – 1999

**Pütz, Jean:**
Rund ums Haar / Jean Pütz ; Ellen Norten ; Monika Pohl. – 1. Aufl. – Köln : vgs, 1999
   (Hobbythek)
   ISBN 3-8025-6216-X

Die Vorschläge und Rezepte in diesem Buch sind von Autoren und Verlag nach bestem Wissen und Gewissen sorgfältig erwogen und geprüft. Autoren und Verlag übernehmen keine Haftung für etwaige Personen-, Sach- und Vermögensschäden, die sich aus dem Gebrauch oder Mißbrauch der in diesem Buch dargestellten Informationen und Rezepte ergeben.

**Bildquellen:**

S. 7: dpa, Frankfurt, S. 13, 14: MSD Sharp & Dohme GmbH, Haar, S. 20: Filmbild Fundus Robert Fischer, München, S. 21: Phan/Steffens, Deutsches Wollforschungsinstitut Aachen, Labor für Elektronenmikroskopie, S. 22: Hans Schwarzkopf GmbH, Hamburg, S. 27: Alopecia Areata Deutschland e. V., S. 39: Meyhall AG, Kreuzlingen, Schweiz, S. 43: Schwarzkopf & Henkel Cosmetics, Düsseldorf, S. 47: Niem-Handel GbR, Gerald Moser, Griesheim, S. 86: Ellen Norten, Bonn.

Alle übrigen Fotos: Cornelis Gollhardt, Köln/Stephan Wieland, Düsseldorf.
Grafiken: Designbureau Jochen Kremer/Gabi Mahler, Köln.

1. Auflage 1999
© vgs verlagsgesellschaft Köln, 1999

Umschlagfoto: Mauritius – Die Bildagentur/SP Productions
Umschlaggestaltung: Alexander Ziegler, Köln
Redaktion: Martina Weihe-Reckewitz
Lektorat: Alexandra Panz
Produktion: Wolfgang Arntz
Gesamtherstellung: Universitätsdruckerei H. Stürtz AG, Würzburg
Printed in Germany
ISBN 3-8025-6216-X

Besuchen Sie unsere Homepage im WWW:
http://www.vgs.de

# Inhalt

# Liebe Leserinnen und Leser,

25 Jahre alt wird die Hobbythek in diesem Jahr, und von Beginn an hat sie sich mit dem schönsten körpereigenen Schmuck von uns Menschen, den Haaren, beschäftigt. Wie immer wurden parallel zu den Sendungen unsere Erkenntnisse auch auf Papier festgehalten, so zum Beispiel vor zehn Jahren in zwei umfangreichen Kapiteln in den Bestsellern „Cremes und sanfte Seifen" sowie „Schminken, pflegen, schönes Haar". Über 40 Hobbythek-Bücher sind mittlerweile auf diese Weise entstanden, sie stellen seit jeher ein außerordentlich wichtiges Element unserer Wissensvermittlung dar, lange bevor der Modebegriff „Multimedia" in aller Munde war.

Mittlerweile hat die Wissenschaft aber so viele neue Erkenntnisse zum Thema Haar und Haut gewonnen, daß wir es als nötig erachten, auch diese in einem speziellen Hobbythek-Buch, dem vorliegenden, aufzugreifen und – wenn angebracht – in unsere Rezepte einfließen zu lassen. Dies war uns um so wichtiger, als auch die Industrie nicht untätig war. Sie hat eine Unzahl neuer, teils extrem teurer Produkte entwickelt, deren Wirksamkeit häufig zu bezweifeln ist. Da wir es als unsere Aufgabe ansehen, den Verbraucher durch Hintergrundinformationen aufzuklären, haben wir dieser Auseinandersetzung in unserem Buch neben zahlreichen Rezepten besonders viel Platz eingeräumt.

Dabei wurde berücksichtigt, daß sich der Zeitgeist und die Interessen der Menschen stark gewandelt haben. Kaum jemand macht sich heute noch die Mühe, komplizierte Rezepte selbst umzusetzen. Da greift man doch lieber auf Fertigprodukte zurück, und so ist es kein Wunder, daß der Begriff „Bequemlichkeit" die Verkaufsstrategie der großen Konzerne bestimmt. Auf den vielen Verbrauchsmessen in Deutschland und der ganzen Welt hat sich jedenfalls der Bereich der sogenannten „Convenience-Produkte" extrem vergrößert. Alles muß leicht und schnell von der Hand gehen und möglichst wenig Arbeit und Nachdenken erfordern.

Diesem Trend wollen wir mit der Hobbythek entgegenwirken, denn er ist auch mit einer schleichenden Entmündigung des Verbrauchers verbunden. Scharen von Markt- und Verhaltensforschern haben Strategien entwickelt, denen sich der Einzelne kaum entziehen kann. Jetzt, mit dem an sich informativen weltweiten Internet, hat sich dies keineswegs verbessert – im Gegenteil: Wenn man früher gesagt hat, daß Papier geduldig ist, so gilt dies in verstärktem Maße für elektronische Internet-Anpreisungen per Homepages. Da wird von so manchen Firmen unter der Maßgabe aufzuklären gelogen, was das Zeug hält, oder die Nachrichten werden ganz gezielt gefiltert bzw. wir ersticken in der Nachrichtenflut. Das ist durchaus vergleichbar mit dem Tür-zu-Tür-Verkauf, nur daß wir uns die Verkaufstricks freiwillig in unseren PC laden und demnächst sogar auch in den Fernseher, dem man recht bald – wie der Trend zeigt – ebenso einen Internet-Anschluß verpassen wird.

Die Verkaufsstrategen haben es um so leichter, da vielen Menschen das Hintergrundwissen fehlt, die Methoden bzw. die Produkte zu bewerten. Teils, weil dies in der Schule versäumt wurde – so etwas nennt man Warenlehre -, teils weil die Produktbeschreibungen bzw. Gebrauchsanleitungen so kompliziert verfaßt wurden, daß selbst Menschen, die das Denken gelernt haben, davor häufig wie der Ochs' vorm Berg stehen. Wir, die Hobbythek-Mitarbeiter, finden uns mit diesem Trend nicht ab, wir halten dagegen und setzen darauf, daß es immer mehr Menschen gibt, die es satt haben, Produkte anzuwenden, deren ökologische und gesundheitsbezogene Nebenwirkungen unüberschaubar sind. Dabei gilt für uns nicht der in der Presse so beliebte Wahlspruch „Nur die schlechte Nachricht ist eine gute", sondern wir möchten möglichst objektiv informieren und Ihnen, liebe Leserinnen und Leser, vor allen Dingen Alternativen bieten – und das, ohne daß Sie stundenlang Rezepte mixen müssen.

Alles, was Sie an Rezepten in diesem Buch vorfinden, ist nach der ersten Einarbeitung im Handumdrehen zu realisieren; das wissen wir deshalb so genau, weil wir sie von Testpersonen umsetzen ließen, die zum ersten Mal damit konfrontiert wurden. Dabei haben wir Wert darauf gelegt, die Anzahl der notwendigen Rohstoffe auf ein Minimum zu reduzieren. Dies allerdings ist dann aber auch die einzige Konzession an den Zeitgeist „Convenience".

Sie können sicher sein, liebe Leserinnen und Leser, daß sich die geringe Mühe letztlich auszahlt, denn daß ich mit über 60 Jahren noch einen solch vollen Schopf besitze, führe ich unter anderem darauf zurück, daß ich seit 20 Jah-

ren keine industriellen Produkte mehr an meine Haare heranlasse. Dabei bin ich erblich vorbelastet, denn sowohl mein Vater als auch meine Großväter haben im Alter von etwa 50 Jahren schon erhebliche Verluste ihres Haupthaares beklagen müssen. Das heißt mit anderen Worten, ich bin absolut überzeugt von den Rezepten.

Daß ich fast immer selbst das Versuchskaninchen spiele, habe ich nie bereut, im Gegenteil: Ich führe meine körperliche und geistige Gesundheit vielfach auf Hobbythek-Tips und -Kniffe zurück. Dabei ist keineswegs Fanatismus im Spiel, sondern sehr viel Lust und Spaß an der Freude. Ich denke, wir können damit auch beweisen, daß man mit einer lustbetonten Lebensweise äußerst gesund bleibt und fröhlich älter werden kann.

Zum Schluß möchte ich noch einmal darauf hinweisen, daß sowohl ich, als auch alle an diesem Buch beteiligten Co-Autoren und Mitarbeiter niemals auch nur einen Pfennig an den Produkten verdienen, die wir Ihnen empfehlen. Das ist für uns Ehrensache. Wir haben auch keinerlei geschäftliche Beziehungen zu den vielen Läden und Firmen, die sich bereitgefunden haben, die Rohstoffe zu führen, die für die Realisierung unserer Rezepte notwendig sind. Jede Firma, die sich verpflichtet, die Qualitätskriterien der Rohstoffe zu garantieren, bekommt von uns die kostenlose Genehmigung, diese auch zu verkaufen. Dies gilt auch für große Warenkonzerne sowie Supermärkte und Drogerieketten, aber diese sind allein schon deshalb – bis auf einige wenige – nicht

dazu bereit, weil es sich um erklärungsbedürftige Produkte handelt. Diese Zurückhaltung mag auch daran liegen, daß die großen Märkte immer mehr dazu übergehen, im Prinzip nur laufende Meter Regalfläche an die Markenfirmen zu vermieten. In dieses Konzept paßt natürlich so etwas Differenziertes wie die Hobbythek-Rohstoffe und alternative Produkte nicht. Ich erinnere da zum Beispiel an unseren Waschmittel-Baukasten, die Reinigungssysteme, die Frusip's und Kosmetik-Konzepte.

So, und nun möchte ich mich herzlich bei allen Co-Autoren dieses Buches bedanken, insbesondere bei Dr. Ellen Norten und Monika Pohl, die sich seit einem Jahr mit hartnäckigen Recherchen in dieses doch nicht ganz leichte Gebiet eingearbeitet haben. Bedanken möchte ich mich auch bei unseren Helferinnen, der Diplom-Biologin Alexandra Aggias für die wissenschaftliche Beratung sowie den Studentinnen Pia Prasch und Sabine Pohl, die uns bei der Entwicklung und dem Ausprobieren der Rezepte tatkräftig unterstützt haben. Herzlichen Dank auch an die Redakteurinnen der vgs, die mit sehr viel Geduld und Hartnäckigkeit am Zustandekommen dieses Buches erheblich beteiligt waren.

Ihr Jean Pütz

# **R**und ums Haar

## Pech für Rapunzel

„Rapunzel, Rapunzel, laß dein Haar herunter", rief von unten der verliebte Prinz. Und durchs Turmfenster wallten 20 Ellen lange prächtige Locken herab – genug, um dem Edelmann den Aufstieg zur Angebeteten zu ermöglichen. In der schnöden Realität würde das arme Mädchen wohl noch heute in seinem finsteren Verlies schmachten – als alte Jungfer, abgemagert und desillusioniert. Vielleicht wehte auch ihr mittlerweile schütter gewordenes, ergrautes Haupthaar aus dem Turmfensterchen hinaus. Allerdings: 20 Ellen lang – das sind nach heutigen Maßtabellen gut zehn Meter – wären die Locken sicher nicht. Denn, um diese Länge zu erreichen, benötigten Haare rein rechnerisch 70 Jahre – vorausgesetzt, sie fielen vorher nicht aus. Aber genau das tun Haare nach einer Lebensdauer von fünf bis sechs Jahren. Mehr als 60 oder 70 Zentimeter, in Ausnahmefällen auch schon mal über einen Meter, Länge sind also nicht drin. Und dafür bequemt sich wohl kein Prinz vom Pferd. Schade für Rapunzel!

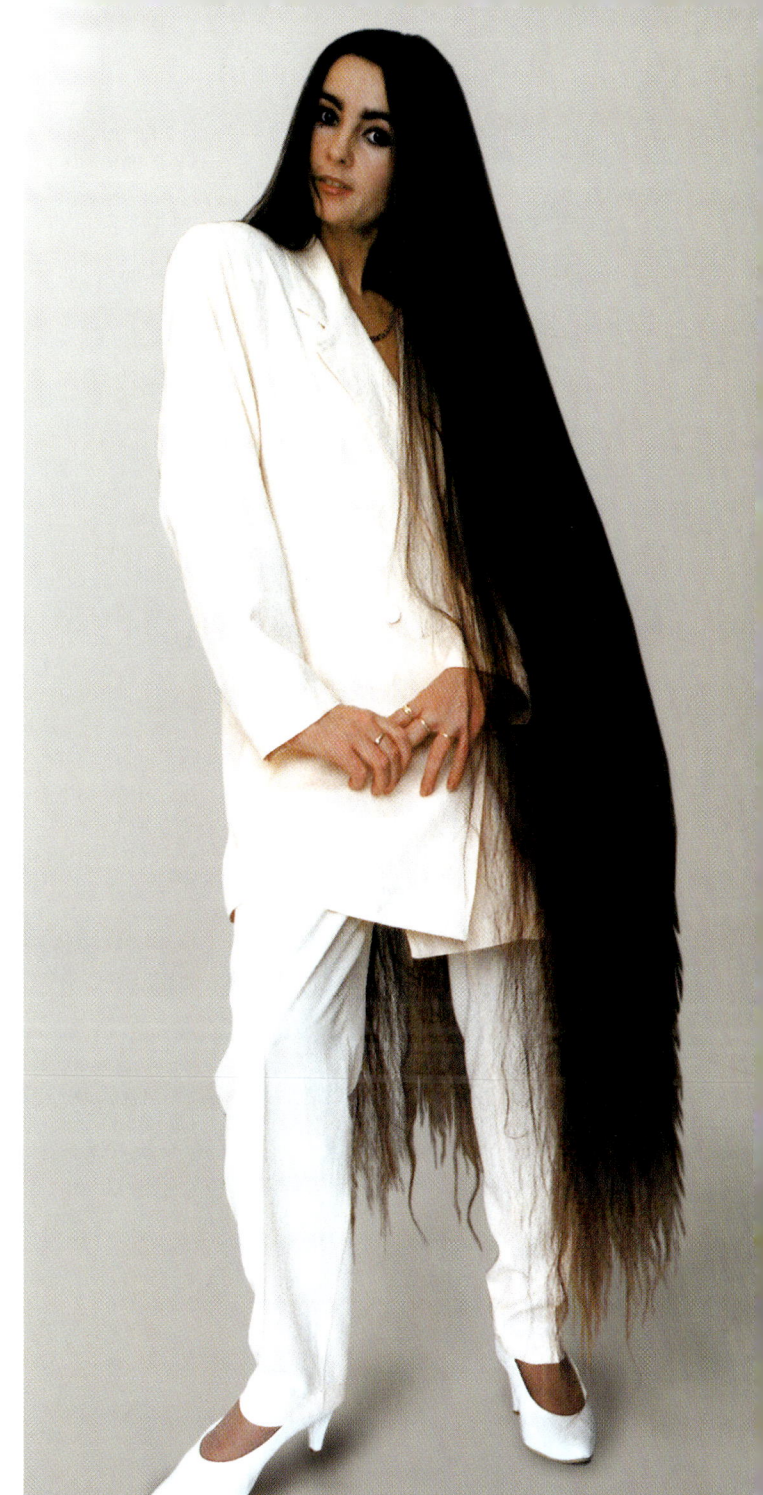

*Abb. 1: Susanne Kalb aus Saarlouis. Die gelernte Friseurin benötigt eine halbe Flasche Shampoo für eine Haarwäsche und zwei Stunden, um ihre Mähne zu waschen und zu fönen. Ungewöhnliche 166 cm mißt ihre Haarpracht.*

An dieser Geschichte kann man aber erkennen, daß extrem langes Haar etwas Faszinierendes hat. Egal, ob braun oder blond, gelockt oder glatt – Haare, die bis zu den Kniekehlen reichen, sind ein absoluter Blickfang. Frauen mit solch prächtigem Haupthaar sind auf dem Rapunzelwettbewerb zu bewundern, der jedes Jahr in der Alten Burg in Penzlin, Mecklenburg, stattfindet und bei dem das moderne Rapunzel gekürt wird – die Frau mit den schönsten und längsten Haaren.

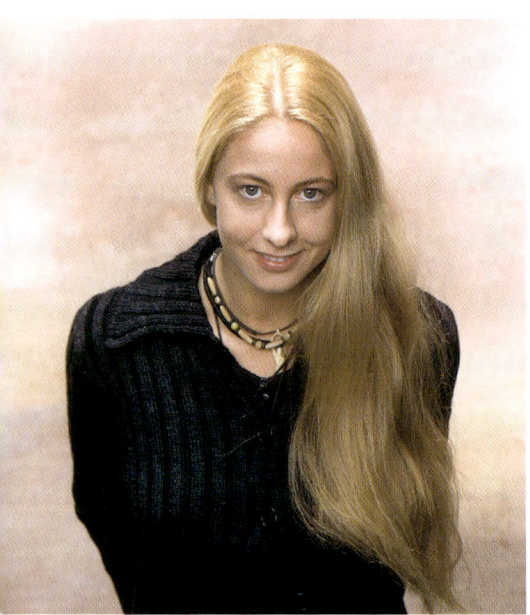

*Abb. 2:   In der Regel wachsen auf unserem Kopf etwa 100 000 Haare, das ist aber je nach Haarfarbe unterschiedlich: Bei Rothaarigen sind es im Durchschnitt 85 000, bei blonden Menschen dagegen bis zu 150 000.*

## Was sind Haare?

Biologisch sind Haare schlicht „Hautanhanggebilde", nichts weiter als Hornfäden. Sie sind nicht nur für den Menschen typisch, sondern für alle Säugetiere. Vom prächtigen Haarkleid unserer vierbeinigen Verwandten ist uns im Laufe der Evolution allerdings nur noch ein recht kümmerlicher Rest geblieben: feiner Flaum am ganzen Körper, Wimpern und Augenbrauen, bei Männern dazu im Gesicht der Bart und oft ein paar kleine Inseln kräftiger Haare auf Brust und Rücken. In der Pubertät wachsen uns Haare unter den Achseln und im Schambereich. Aus dem feinen Flaum, den die meisten Säuglinge schon bei der Geburt auf dem Kopf tragen, werden im Laufe der Kindheit etwa 100 000 mehr oder weniger kräftige Kopfhaare. Bei blonden Menschen sind es bis zu 150 000, bei rothaarigen dagegen oft nur 85 000.

Unsere Haare beeinflussen unser Aussehen entscheidend, und so gilt ihnen denn auch die besondere Aufmerksamkeit ganzer Industriezweige: den Herstellern von Kosmetika und Pflegemitteln einerseits und der Pharmaindustrie mit ihren zahllosen Produkten gegen Haarausfall und Haarkrankheiten andererseits. Etwa 3,3 Milliarden DM lassen allein wir Deutschen es uns jedes Jahr kosten, der Natur in bezug auf Wuchs, Beschaffenheit und Farbe unserer Haare auf die Sprünge zu helfen.

Die Wahl zwischen den vielfältigen Produkten ist dabei nicht immer einfach. Vieles, mit dem wir unser Haar, verführt durch langhaarige Models, angeblich pflegen, fließt sogar ungenutzt und überflüssig mit dem Waschwasser in den Abfluß und belastet zu allem Übel auch noch die Umwelt.

Andere Pflegestoffe entfalten dagegen zwar eine Wirkung, doch ihre hochgegriffenen Versprechungen können sie oft nicht halten. Denn: Haare lassen sich zwar schonend reinigen und glätten, aber nicht reparieren. Es handelt sich bei ihnen nämlich um nichts anderes als Bündel aus Keratinfasern, das Haar selbst besteht also aus totem Gewebe, lediglich die Haarwurzel lebt und sorgt für neues Wachstum. Haare lassen sich deshalb auch nicht „beleben", wie uns so manche Werbung glauben machen will.

## Wie wachsen Haare?

Um zu verstehen, wie unsere Haare wachsen, werfen wir zuerst einen Blick unter die Hautoberfläche: Unsere Haut besteht aus drei Schichten: Der Oberhaut, auch Epidermis genannt, der daran innen anschließenden Lederhaut oder Dermis und dem Unterhautfettgewebe, der sogenannten Hypodermis. Die Epidermis setzt sich aus zwei Schichten zusammen: Hornhaut und Keimhaut. Die Hornhaut besteht im

## Aufbau der Haut:

**Oberhaut (Epidermis) mit:**
① Hornschicht
② Keimschicht, die neue
Zellen durch Teilung bildet.

**Lederhaut (Dermis) mit:**
③ Blutgefäßen
④ Nervenzellen
⑤ Tastkörperchen
⑥ Schweißdrüsen
⑦ Netz aus Collagen und
Elastin
**Haar mit:**
⑧ Haarschaft
⑨ Haarfollikel
⑩ Haarwurzel
⑪ Haarzwiebel
⑫ Haarpapille
⑬ Keratinzellen
⑭ dermale Scheide
⑮ versorgendes
Blutgefäß
⑯ Talgdrüse
⑰ Haarbalgmuskel

**Unterhautfettgewebe
(Hypodermis) mit:**
⑱ Fettzellen

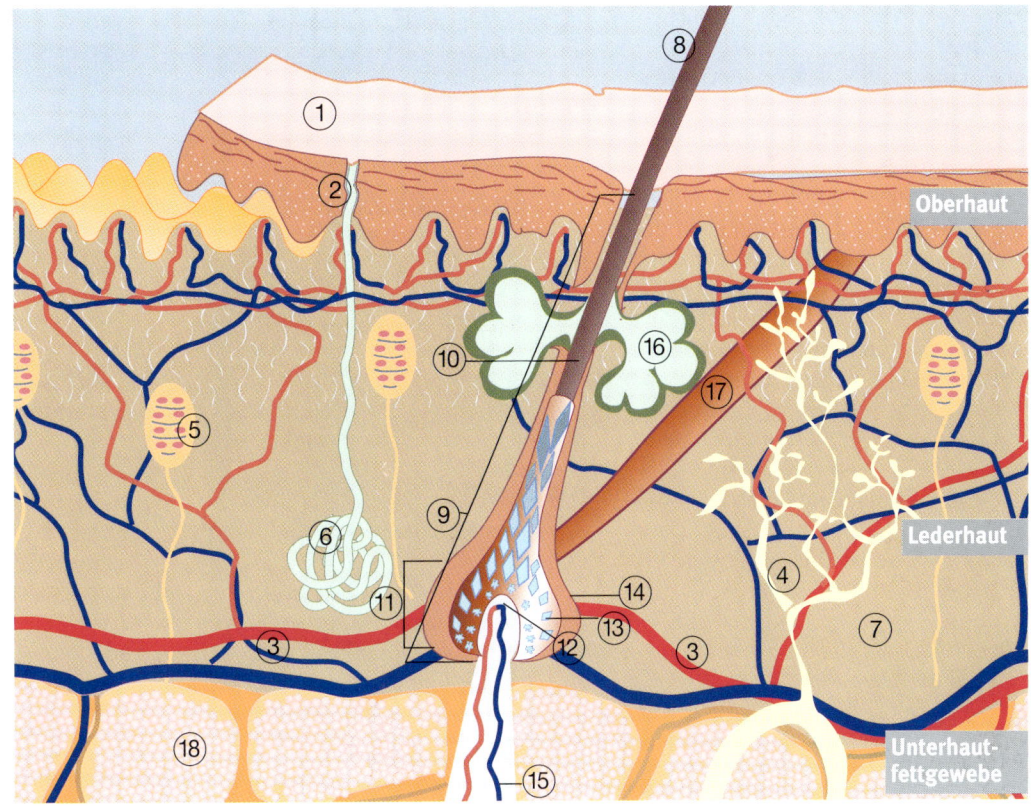

*Grafik 1:    Der Aufbau unserer Haut mit Haaranlage.*

wesentlichen aus keratinhaltigen, also hornhaltigen Zellen (Keratinocyten). Keratin kommt vom griechischen Wort „Keras", was übersetzt Horn bedeutet, und gibt unserer Haut die nötige Stabilität. Dieses Keratin ist auch die Bausubstanz unserer Nägel und unserer Haare. Von ihrer biologischen Struktur her gesehen, gehören die Haare damit zur Epidermis, auch wenn die Haarwurzeln in der darunter liegenden Dermis sitzen. Die Keratinzellen der Haut entstehen in der Keimschicht an der Grenze zur Dermis und wandern dann im Verlauf ihres 30 bis 40 Tage langen Lebens immer weiter in Richtung Hautoberfläche, füllen sich dabei immer mehr mit Keratin, verhornen also, bis schließlich sämtliche Zellaktivitäten eingestellt werden und die Zellen letztendlich als tote Hautschüppchen auf der Hornhaut enden. Zehn Gramm solcher Hornhautschuppen verliert jeder Mensch pro Tag. Sie sind nicht zu verwechseln mit den fettigen Haarschuppen, auf die wir später noch eingehen werden (siehe *Seite 31*).

In der Dermis herrscht sehr viel mehr „Betrieb": Aufgebaut ist diese Hautschicht aus einem Netz von Eiweiß- oder Proteinfasern, das sind in erster Linie Collagen und Elastin, wobei das Collagen für die Festigkeit und das Elastin für die Elastizität sorgt. Die Hohlräume dieses Netzes sind mit einer gelartigen Substanz gefüllt, die sehr gut Wasser binden kann. Dies ist für das straffe Aussehen der Haut wichtig. Das Collagennetz wird durchzogen von Nervenbündeln, Blutkapillaren, die bis an die Grenze zur Epidermis reichen und diese mit Nährstoffen versorgen, und Schweißdrüsen. Außerdem findet man hier verschiedene Typen von Einzelzellen, die für den Aufbau der Haut, aber auch für unser Immunsystem wichtig sind, sowie Tastkörperchen, die Berührungsreize aufnehmen und weiterleiten. Unsere Haarwurzeln, die ebenfalls dort verankert sind, werden durch die benachbarten Blutgefäße mit Nährstoffen versorgt. Um die Haarwurzeln herum sitzt die sogenannte dermale Scheide, die aus Bindegewebsfasern besteht. Das komplette Haar mit Wurzel und dermaler Scheide nennt man Haarfollikel (siehe Grafik 1 *Seite 9*).

**D**as eigentliche Haar, das aus der Kopfhaut herauswächst, heißt Haarschaft. Es entsteht in der Haarzwiebel – so nennt man den unteren, zwiebelartig verdickten Teil der Haarwurzel. Sie liegt wie eine Glocke über einer fingerförmigen Bindegewebspapille, der Haarpapille, und den versorgenden Blutgefäßen, die dem Haar die notwendigen Nährstoffe liefern. In der

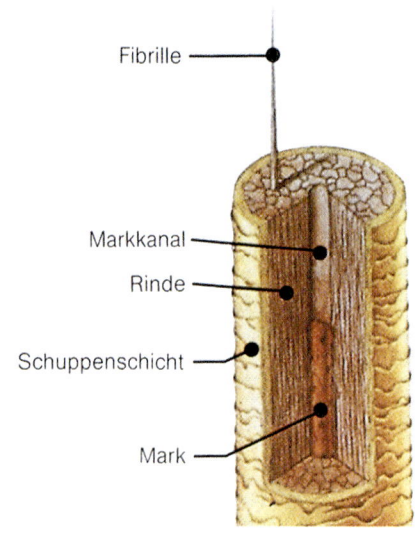

Grafik 2:    Querschnitt durch ein Haar.

Haarzwiebel werden Keratinocyten, also Keratinzellen, gebildet, teilen sich in rasantem Tempo, wandern nach außen, verhornen und verdrellen sich dabei mehrfach untereinander zu langen Keratinbündeln.

Am Haarrand dagegen bilden sich flache Hornschüppchen, die sich wie ein Schuppenpanzer (Cuticula) um das Haarinnere, die Rinde (Cortex), legen. Diese Schuppen können Sie fühlen, wenn Sie mit den Fingern an Ihrem Haar „gegen den Strich" entlangfahren. Den Haarkern bildet das Haarmark, das aber Kinderhaar und auch sehr feinen Haaren fehlt.

Kurz bevor das junge Haar nun in die äußere Hautschicht vorstößt, bekommt es noch eine kräftige Portion Fett aus

den Talgdrüsen mit auf den Weg. Interessant ist ein kleiner Muskel, der oben an der Wurzelscheide sitzt. Er dient unseren tierischen Verwandten, z.B. bei Gefahr, zum drohenden Aufrichten der Haare. Aufrichten bedeutet mehr Größe, aber auch besseren Wärmeschutz. Bei uns zieht er sich dementsprechend bei Kälte zusammen und erzeugt die sogenannte Gänsehaut.

### Wachstum mit natürlicher Bremse

Haare wachsen pro Tag bis zu einem halben Millimeter; das macht pro Jahr etwa 15 bis 17 Zentimeter. Allerdings geht dieses Wachstum nicht kontinuierlich vor sich, sondern in drei Phasen: Die eigentliche Wachstumsphase dauert beim Kopfhaar etwa fünf bis sechs Jahre, bei Wimpern und Augenbrauen ist sie wesentlich kürzer (Wimpern: 100 bis 150 Tage, Augenbrauen: 70 Tage). Neigt sie sich ihrem Ende zu, werden die Keratinzellen immer träger, und die Zellteilung kommt zum Erliegen. Schließlich stellt die Haarwurzel ihre Produktion ganz ein und schrumpft um etwa ein Drittel zusammen. Dann kommt auch für das noch in ihr festsitzende Haar das bittere Ende, es bleibt bei der Morgentoilette im Kamm hängen oder wird beim Haarewaschen mit dem Shampoo in den Ausguß gespült. Weil sich immer ein Teil der Haare in der Übergangsphase befindet, ist es ganz normal, wenn wir 50 bis 100 Haare pro Tag verlieren. An diese Über-

Fibrille

Markkanal

Rinde

Schuppenschicht

Mark

gangsphase von wenigen Wochen schließt sich eine Ruhephase von einigen Monaten an, in der die Haarwurzel „Winterschlaf" hält. Danach beginnt sie erneut zu wachsen, bis sie die dermale Wurzelscheide, die sich nicht zurückgebildet hat, wieder vollständig ausfüllt. Dann beginnt das Haarwachstum von neuem.

## Ein Abschied für immer? – Die Männerglatze

Für viele Zeitgenossen allerdings ist der morgendliche Bürstenstrich durchs Haupthaar ein Abschied für immer: Sie

*Grafik 3: Die typische Männerglatze bildet sich meist nach demselben Muster in mehreren Stadien.*

sind in der Regel männlichen Geschlechts und etwa 20 bis 30 Jahre alt, wenn das Drama beginnt. Die Rede ist von der Männerglatze – kaum ein Mann in Europa kommt ganz ungeschoren davon, und bei jedem dritten Deutschen beginnt der Kahlschlag auf dem Kopf bereits vor dem 30. Geburtstag. Das Muster ist immer das gleiche: Zunächst entstehen Geheimratsecken ②, und auch auf dem Hinterkopf wird die Haarpracht dünner, dann „wächst" die Stirn, bis nur noch ein kleiner Steg zwischen Gesicht und Tonsur stehengeblieben ist ③. Und auch dieser verschwindet mit der Zeit – die glänzende Platte ist komplett ④. Interessant ist, daß der Haarkranz, der nun noch an den Seiten und am Hinterkopf sprießt, normalerweise nicht ausfällt. Das liegt daran, daß die Haare dort relativ unempfindlich gegen Testosteron sind. Dieses Hormon ist nämlich die Ursache des männlichen Haarausfalls, medizi-

nisch Alopecia androgenetica. Es erreicht die Haarfollikel über die Blutkapillaren der Dermis, die nicht nur Nährstoffe zur Haarwurzel transportieren, sondern auch andere Substanzen wie Hormone. Kommt dabei ein Enzym namens 5-alpha-Reduktase ins Spiel, beginnt ein verhängnisvoller Prozeß: Dieses Enzym wandelt nämlich das wenig aktive Testosteron in eine hochaktive Form – man nennt sie Dihydrotestosteron (DHT) – um.

Damit schlägt für viele Haare das letzte Stündlein, denn das DHT beeinflußt die Steuerzellen in den Haarfollikeln, die daraufhin weniger Wachstumsfaktoren ausbilden. Die Folge: Das Gleichgewicht von Wachstums- und Ruhephasen in der Haarwurzel wird gestört. Die Ruhephasen werden länger und die Wachstumsphasen immer kürzer. Dadurch fehlt der Haarwurzel die Zeit, sich zu regenerieren und wieder komplett in ihre Wur-

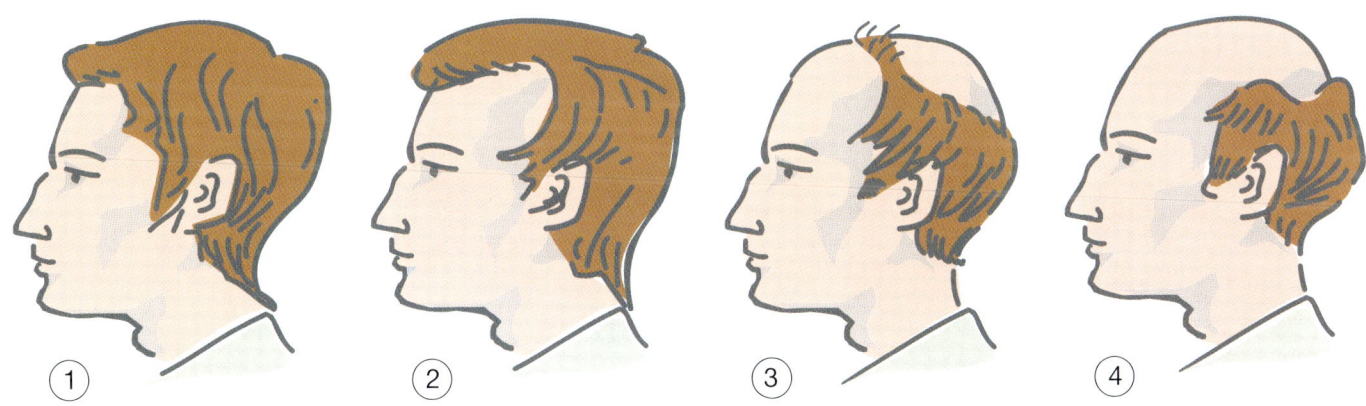

①   ②   ③   ④

zelscheide hineinzuwachsen, sie wird also von Phase zu Phase kleiner. Entsprechend mickriger werden die Haare, die sie produziert. Irgendwann sprießt dann nur noch Flaum, wo einst üppige Locken wucherten, und wenig später ist es ganz vorbei mit der einstigen Herrlichkeit.

**D**och auch wenn die Glatze spiegelt, strenggenommen ist sie an diesen Stellen immer noch nicht ganz kahl. Das ehemalige Haupthaar ist jetzt nur so winzig geworden – noch feiner als Flaum –, daß es nicht einmal mehr aus der Haut herausragt. Deshalb sieht es aus, als wäre kein Haar

mehr vorhanden. Den, der sich bei jedem Blick in den Spiegel mit bekümmerter Miene übers (vermeintlich) kahle Haupt streicht, wird dieser feine Unterschied nicht trösten. Für eine neue erfolgreiche Behandlung der Männerglatze ist diese Tatsache allerdings die Voraussetzung (siehe *Seite 14*).

Übrigens reagieren nicht alle Haarwurzeln gleich empfindlich auf die aktive Form des Testosterons. Die Haare am Hinterkopf beispielsweise oder auch Brust- und Barthaare widersetzen sich in der Regel standhaft seinem Einfluß und wachsen unbeeindruckt ein ganzes Leben lang weiter.

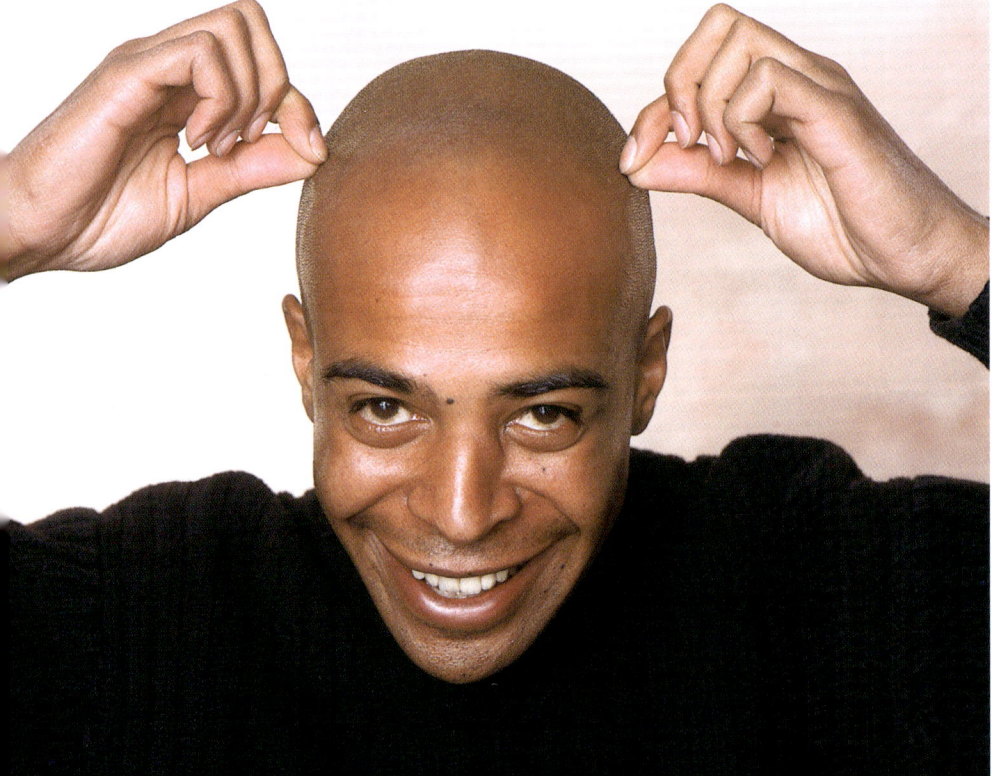

*Abb. 3:   Nicht jeder trägt seine Glatze mit soviel Humor und Selbstbewußtsein. Gerade für jüngere Männer ist der Haarausfall ein großes Problem.*

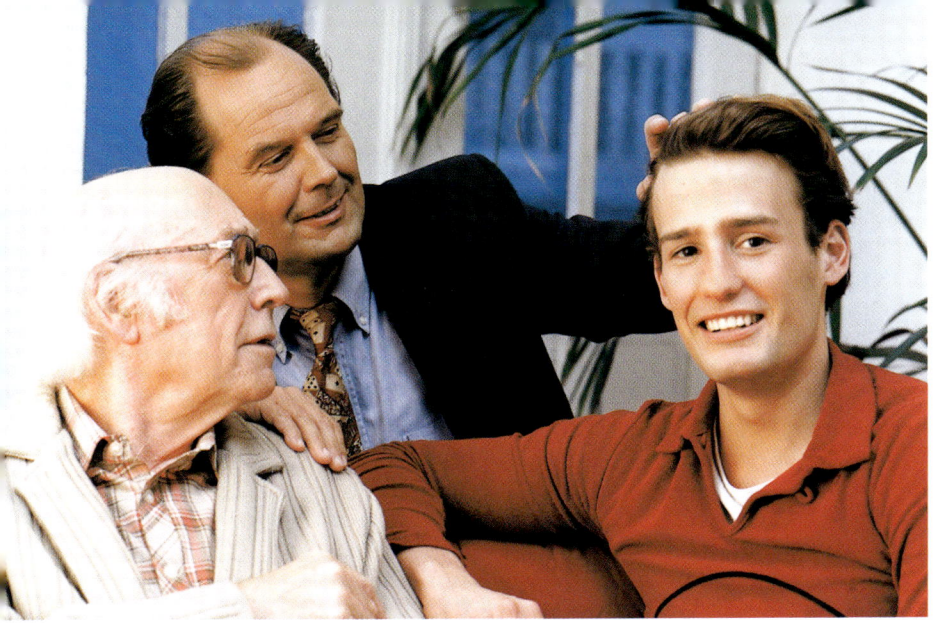

*Abb. 4: Wie der Vater, so der Sohn! Die Veranlagung zur Männerglatze wird vererbt.*

## Kampf dem Kahlschlag

Schon von jeher haben Männer ihrer Glatze den Kampf angesagt: In früheren Zeiten mit geheimnisvollen Zaubertränken, Kräutersud oder Hühnermist, heute eher mit den Waffen der modernen Pharmazie und Kosmetik. Von dauerhaftem Erfolg war bislang keine der Therapien – damals wie heute. Statt dessen sind manche Präparate mit erheblichen Nebenwirkungen verbunden. Weibliche Hormone beispielsweise, die sich in vielen Mittelchen finden, stoppen zwar in gewissem Maße die Aktivierung des Testosterons, sie können aber auch zur Verweiblichung des männlichen Körpers bis hin zur Impotenz führen – ein sicher viel zu hoher Preis für die vermeintliche „Schönheit". Ein Wirkstoff, der in den USA zur Behandlung der Männerglatze getestet wurde, ist Minoxidil, das ursprünglich in Mit-

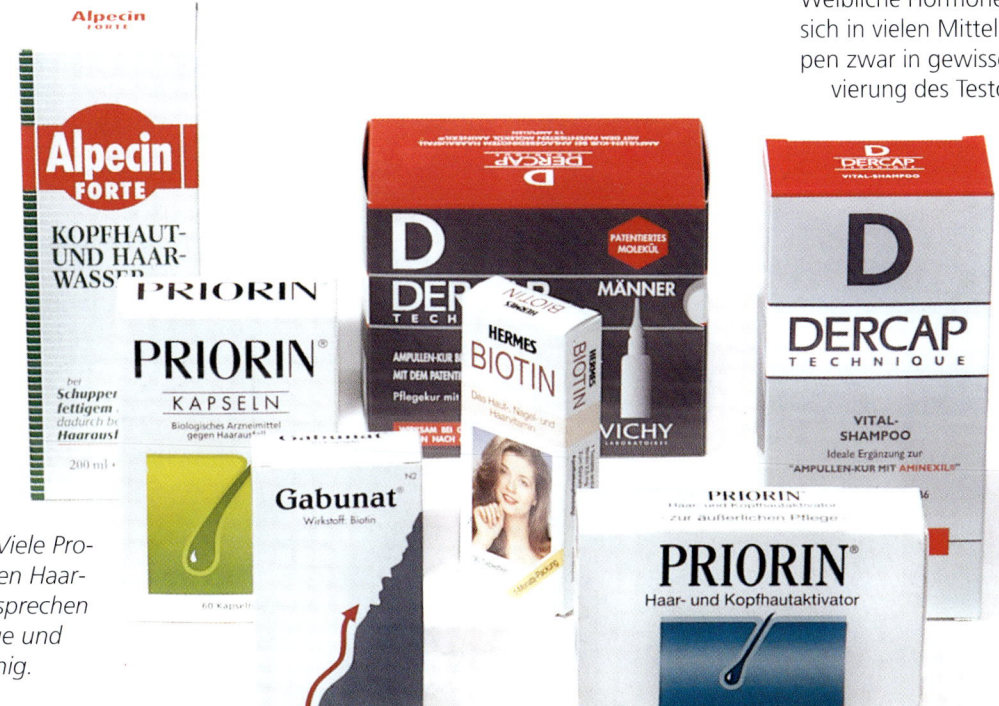

*Abb. 5: Viele Produkte gegen Haarausfall versprechen eine Menge und halten wenig.*

teln gegen Bluthochdruck eingesetzt wurde. Die Erfolge sind allerdings wenig überzeugend: Nur in 20 bis 30 % der Fälle konnte der Haarausfall gestoppt werden. Bei einer geringen Anzahl der Versuchspersonen sprossen auf der ehemals kahlen Fläche sogar wieder Haare – mehr als zarter Flaum allerdings wuchs nicht.

## Voller Männerschopf mit „Nebenwirkung"

Seit gut einem Jahr jedoch gibt es Grund zu berechtigter Hoffnung: Sie gründet auf einem neuen Mittel aus den USA, das den Wirkstoff Finasterid enthält. Das Präparat mit dem Namen Propecia scheint tatsächlich in der Lage zu sein, die Glatzenbildung aufzuhalten und in vielen Fällen sogar das Haar-

wachstum wieder anzuregen. Das belegt eine internationale zweijährige Studie, an der 1500 Männer teilgenommen haben.

In Deutschland wurde sie von Dr. Hans Wolff in der Dermatologischen Klinik der Münchener Ludwig-Maximilian-Universität durchgeführt. Das Ergebnis: Bei etwa der Hälfte der Männer, denen der Wirkstoff verabreicht wurde, breitete sich die Glatze in den zwei Versuchsjahren nicht weiter aus, der Haarausfall kam also zum Stillstand. Bei einem weiteren Drittel der Versuchspersonen verdichteten sich die Haare auf dem Kopf sogar wieder leicht, weitere 16% bemerkten eine eindeutige Zunahme des Haarwuchses, und bei 2% der Teilnehmer wuchs die bereits vorhandene Teilglatze fast wieder komplett zu.

Das Mittel wirkt nicht direkt auf den Testosteronspiegel, sondern hemmt das Enzym 5-alpha-Reduktase, das ja für die Aktivierung des Testosterons in der Kopfhaut verantwortlich ist. Fehlt das Enzym, wird weniger Testosteron in Dihydrotestosteron (DHT) umgewandelt, das die Haarwurzeln angreift und so zu Haarausfall führt. Weil der Hormonspiegel selbst dadurch nicht beeinflußt wird, habe das Medikament, so Versuchsleiter Wolff, so gut wie keine Nebenwirkungen. Allerdings klagten vereinzelte Testpersonen nach der Einnahme über Potenzprobleme und mußten das Medikament absetzen.

Wer sich nun mit Finasterid zur neuen Haarpracht verhelfen will, muß aber eines beachten: Es handelt sich um eine Dauertherapie, d. h. die Pille muß täglich geschluckt werden, unter Umständen ein Leben lang. Denn setzt man sie ab, nimmt die Natur unweigerlich ihren Lauf: Das Enzym 5-alpha-Reduktase wird wieder gebildet, aktiviert das Testosteron und die Haare fallen aus. Außerdem hat die Schönheit ihren Preis: Propecia kostet über 100 Mark im Monat, doch dies wird mancher Mann im Dienste der Schönheit sicher gerne aufbringen.

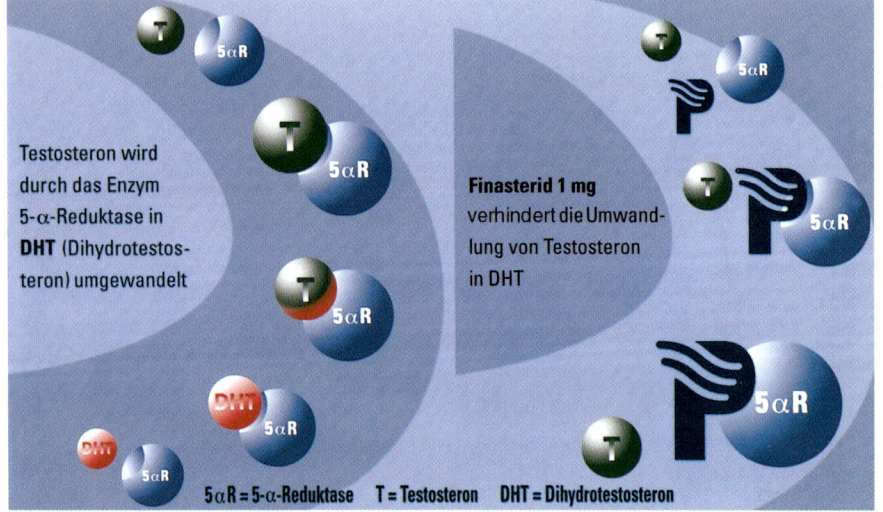

Testosteron wird durch das Enzym 5-α-Reduktase in **DHT** (Dihydrotestosteron) umgewandelt

**Finasterid 1 mg** verhindert die Umwandlung von Testosteron in DHT

5αR = 5-α-Reduktase    T = Testosteron    DHT = Dihydrotestosteron

*Grafik 4:    Finasterid blockiert das Enzym 5-alpha-Reduktase, das schuld daran ist, daß Testosteron aktiviert wird und die Haarwurzeln angreift.*

### Plüschhaar dank Gentechnik

An der Universität Chicago wollen Forscher dem Problem mit Hilfe der Gentechnik zu Leibe rücken. Sie haben ein Eiweiß mit dem Namen Beta-Catenin untersucht,das ausgereifte Hautzellen dazu bringen soll, sich in Haarfollikel umzuwandeln. Erste Versuche haben die Wissenschaftler an Mäusen gemacht, die sie gentechnisch so veränderten, daß die Tiere selbst das Beta-Catenin produzierten. Diese Gentherapie schoß allerdings über das Ziel hinaus, denn nahezu alle Hautzellen wurden zu Haarfollikeln. Die Mäuse sahen daraufhin aus wie kleine Plüschtiere.

Da der Prozeß nicht mehr zu stoppen war, bildeten sich aufgrund dieses unkontrollierten Zellwachstums außerdem gutartige Tumore. Ob Beta-Catenin irgendwann einmal eine ernstzunehmende Therapie zur Behandlung der Männerglatze sein könnte, bleibt abzuwarten.

# Ob rot, ob blond, ob braun – eine Frage der Erbanlagen

Nicht nur die Neigung zur Glatze, auch die Haarfarbe wird vererbt. Allerdings kann sie sich im Laufe eines Lebens verändern. Mancher, der als heller Blondschopf auf die Welt gekommen ist, dunkelt später nach, denn in der Pubertät nimmt in vielen Fällen der Melaningehalt im Haar zu. Dieses Melanin ist verantwortlich für unsere Haarfarbe. Genau gesagt sind es zwei Varianten dieses Farbstoffes, aus denen sämtliche vorkommende Haarfarben gebildet werden: Das Eumelanin liefert die braunen Töne, das Phaeomelanin färbt die Haare rot. Je nachdem, ob und wie diese beiden Melanintypen gemischt sind, entstehen alle Haarfarben – von Hellblond über Feuerrot bis zu Tiefschwarz. In hellblonden Haaren beispielsweise findet man kein braunes Eumelanin und nur ganz wenig rötliches Phaeomelanin.

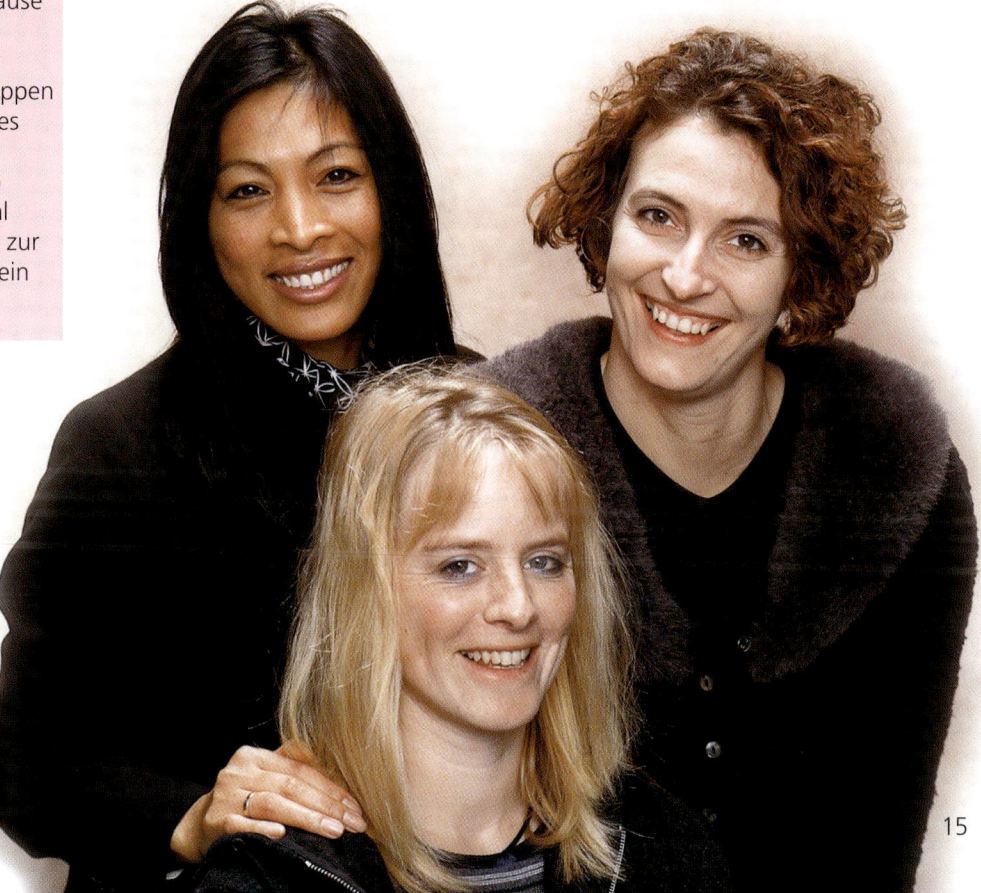

*Abb. 6: Die verschiedenen Haarfarben entstehen durch nur zwei Melanintypen.*

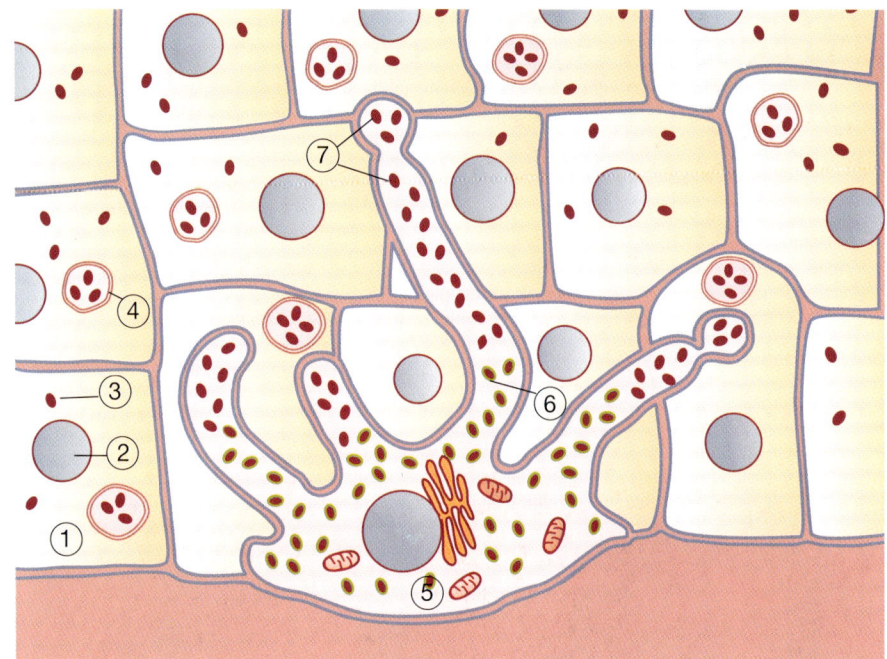

Keratinzellen ① mit Zellkern ② und Melaninklümpchen ③ sowie abgeschnürten melaninhaltigen Vesikeln ④. Melanocyt ⑤ mit Zellkern, Melanosomen ⑥, die sich zu den „Fingerspitzen" hin auflösen und die Melaninklümpchen ⑦ frei lassen.

*Grafik 5:    Die Melaninbildung.*

Bei rotbraunen Tönen sind die beiden Farbstoffe gemischt, je dunkler das Haar ist, desto höher ist der Gehalt an Eumelanin, so daß irgendwann die braune die rötliche Farbe überdeckt. Demzufolge hat schwarzes Haar fast ausschließlich Eumelanin.

Melanin wird direkt in der Epidermis gebildet, es färbt also nicht nur die Haare, sondern auch die Haut und wirkt dort als wichtiger Sonnenschutz. Die Bildung des Melanins ist ein ziemlich komplizierter Vorgang. Wir wollen ihn hier nur ganz kurz und vereinfacht beschreiben:

Die Kinderstube des Melanins sind die Melanocyten. Sie sitzen am inneren Rand der Epidermis und ragen wie die Finger eines Handschuhs in die Keratinzellen hinein. In diesen „Handschuhen" wird das Melanin gebildet, und zwar in kleinen Bläschen, Melanosomen genannt. Diese melaningefüllten Bläschen wandern dann, um im Bild zu bleiben, quasi von der Handfläche in die Fingerspitzen hinein. Zuletzt löst sich nach und nach ihre Hülle auf. Schließlich schnüren sich die Fingerspitzen ab, so daß die melaningefüllten Bläschen in die Keratinzellen gelangen. Zurück bleiben später Melaninklümpchen, die im Inneren der Keratinzellen herumschwimmen.

Um Melanin zu bilden, benötigen die Melanocyten die Aminosäure Tyrosin. Für den Aufbau des braunen Eumelanins reicht das aus. Soll das rötliche Phaeomelanin entstehen, ist zusätzlich eine zweite Aminosäure nötig: Cystein. Und damit der ganze Prozeß in Gang kommt, wird noch das Enzym Tyrosinase benötigt. Darin liegt auch der Grund, warum uns mit steigendem Alter immer mehr graue Haare wachsen. Mit den Jahren läßt die Produktion der Tyrosinase nämlich nach, d. h. in den Haarwurzeln kann immer weniger Tyrosin zu Melanin umgewandelt werden, und damit nimmt der Gehalt an Pigmenten ab. Dieser Prozeß beginnt nicht in allen Haarwurzeln gleichzeitig, sondern zieht sich nach und nach über Jahre und Jahrzehnte hin. Zuerst ergrauen meist die Schläfen, dann der Rest der Kopfbehaarung, es folgen Bart, Augenbrauen und schließlich auch die Körperbehaarung.

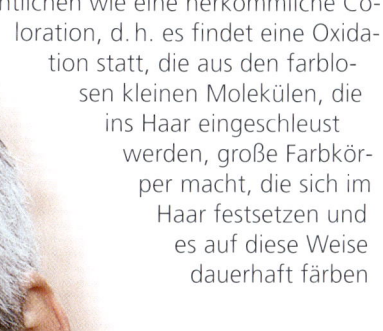

## Wundermittel gegen graue Haare?

Im August 1998 hat eine große Kosmetikfirma eine Creme auf den Markt gebracht, die ergrautem Haar seinen ursprünglichen Farbton wieder zurückgeben soll. Die Creme wirkt im wesentlichen wie eine herkömmliche Coloration, d. h. es findet eine Oxidation statt, die aus den farblosen kleinen Molekülen, die ins Haar eingeschleust werden, große Farbkörper macht, die sich im Haar festsetzen und es auf diese Weise dauerhaft färben

(siehe *Seite 20*). Es gibt allerdings wesentliche Unterschiede zu einer klassischen Coloration: Die neue Creme enthält keinen künstlichen Farbstoff, sondern Vorstufen des natürlichen Melanins. Der zweite Unterschied: Um diese Bausteinchen zusammenzusetzen, wird nicht Wasserstoffperoxid als Oxidationsmittel benutzt, sondern der natürliche Sauerstoff aus der Luft. Dieser ist unter bestimmten Bedingungen nämlich ebenfalls in der Lage, eine solche Reaktion auszulösen, auch wenn das Ganze dann etwas länger dauert, das Ergebnis also erst nach und nach sichtbar wird.

Woher aber kennt die neue Creme die Ursprungshaarfarbe des Anwenders? Ganz genau wissen das selbst die Ingenieure des Unternehmens nicht, doch sie haben natürlich eine Theorie: Die ins Haar gewaschenen Farbpigmente haften vermutlich genau dort fest, wo früher das echte Melanin gebildet wurde. Bei Grauhaarigen sitzen diese Stellen als leere Blasen im Haar. Je dunkler das Haar früher war, desto mehr dieser Bläschen sind vor-

*Abb. 7:   Mit zunehmendem Alter werden in den Haaren immer weniger Pigmente gebildet. Zuerst ergrauen in der Regel die Schläfen, dann der Rest der Kopfbehaarung, es folgen Bart, Augenbrauen und schließlich auch die Körperbehaarung.*

17

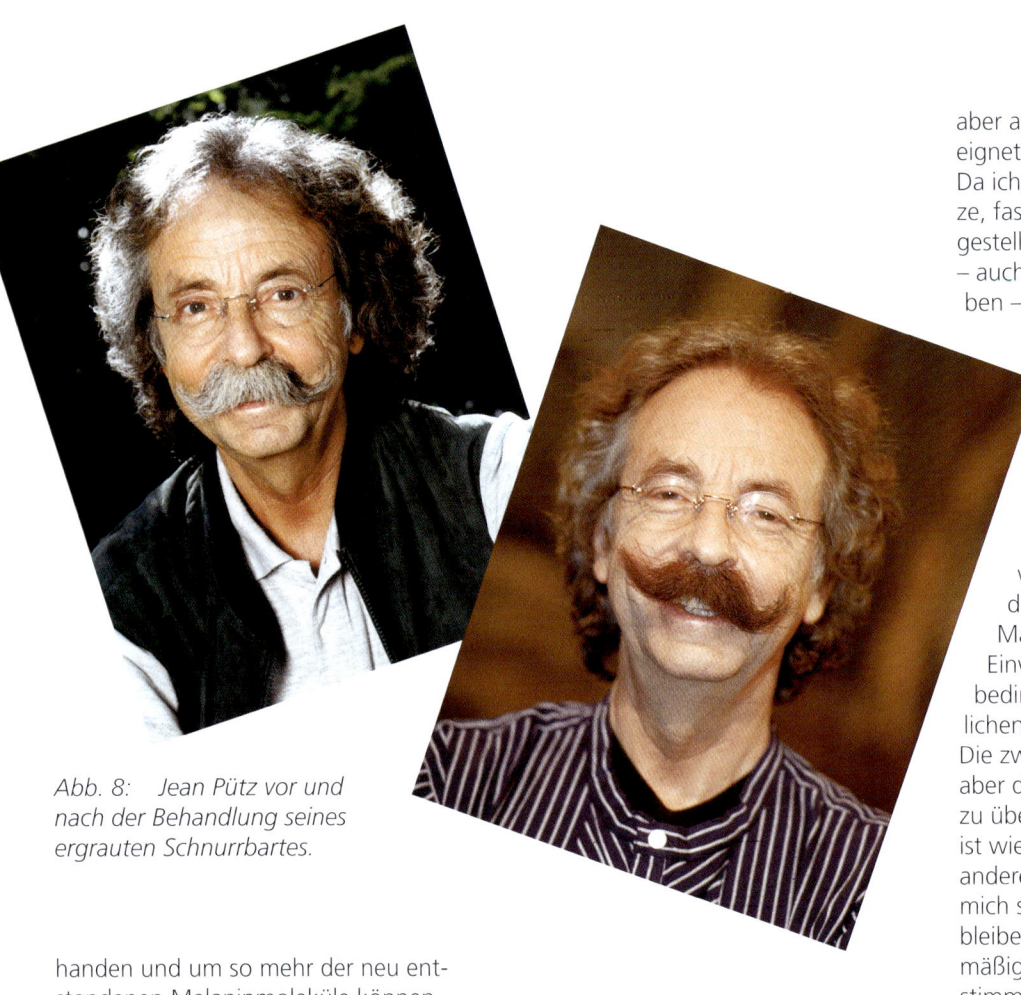

*Abb. 8: Jean Pütz vor und nach der Behandlung seines ergrauten Schnurrbartes.*

aber auch für solche Haartypen ein geeignetes Mittel auf den Markt bringen. Da ich, Jean Pütz, mir den Anspruch setze, fast alles, was in der Hobbythek vorgestellt wird, auszuprobieren, mußte ich – auch von meinen Mitarbeitern getrieben – ran: Meine zur Zeit noch wenig grauen Haare auf dem Kopf wollte ich nicht antasten, blieb also nur der Schnäuzer übrig, der sich altersgemäß in den letzten fünf Jahren langsam von Braun zur eigentlich schönen Farbe Silbergrau gewandelt hatte. Ein Problem war, daß diese Haare aber besonders dick sind, so daß beim ersten Mal selbst nach einer längeren Einwirkungszeit von 25 Minuten nur bedingt eine Rückkehr zur ursprünglichen Farbe zu sehen war.

Die zweite Anwendung brachte dann aber den Erfolg, das Ergebnis ist nicht zu übersehen: Die ursprüngliche Farbe ist wieder da. Manche fanden das gut, andere nicht, aber mittlerweile habe ich mich so daran gewöhnt, daß ich dabei bleibe. Dem einen oder anderen regelmäßigen Fernsehzuschauer ist dies bestimmt schon aufgefallen. Auch hier scheiden sich die Geister, wie ich aus vielen Zuschriften weiß. Aber das scheint mein Schicksal zu sein, damit muß ich fertig werden.

Noch ein kleiner Tip: Es reicht, wenn man die Behandlung höchstens alle vier Monate wiederholt, denn die nachwachsenden Haare erzeugen keinen so scharfen Farbkontrast, wie man das vom Färben kennt. Auch das ist ein Vorteil.

handen und um so mehr der neu entstandenen Melaninmoleküle können andocken. Der Haarton, der auf diese Weise entsteht, wird dem Ursprungston also wirklich recht ähnlich.

**A**llerdings: Die Creme enthält nur die Vorstufen des braunen Eumelanins, das rote Phaeomelanin kann noch nicht nachgebildet werden. Ehemals rotbraunes Haar wird also nach der

Behandlung nur noch braun sein. Für hellblonde oder feuerrote Schöpfe ist die Creme deshalb überhaupt nicht geeignet. Auch südländische Haartypen werden mit ihr keinen Erfolg haben, allerdings aus einem anderen Grund. Tiefschwarze Haare haben nämlich eine so dichte Struktur, daß selbst die kleinen Melaninbausteinchen nicht mehr ins Haar eindringen können. Der Hersteller will nach eigenen Angaben demnächst

# Tönen, Färben und Blondieren

Nicht jeder ist mit den aschblonden oder „köterbraunen" Haaren zufrieden, mit denen die Natur ihn gesegnet hat. Das Angebot, das die Kosmetikindustrie für solche Fälle bereithält, ist riesig – und entsprechend unübersichtlich. Denn die klassischen Begriffe (auswaschbare) Tönung und (dauerhafte) Farbe werden heutzutage kaum noch in dieser Form benutzt. Statt dessen gibt es zahlreiche verbale Neuschöpfungen wie Intensivtönung, Tönungsshampoo, Farbspülung oder -festiger. Für die Kunden wird die Sache dadurch nicht eben leichter. Darum hier eine kleine Farbkunde.

## Tönen – eine Entscheidung auf Zeit

Generell unterscheidet man zwei Kategorien von Haarfarben. In die erste gehören die sogenannten direktziehenden Farben. So nennt man fertiggemischte auswaschbare Haarfarben – die klassischen Tönungen also. Sie werden aus unterschiedlichen Farbstoffen zusammengemischt, die mehr oder weniger tief ins Haar eindringen

*Abb. 9: Tönungen werden aus unterschiedlichen Farbstoffen zusammengemischt, die im Haar am Keratin festhaften.*

und dort am Keratin festhaften. Diese Bindung ist allerdings nicht von Dauer, bereits nach fünf bis zehn Haarwäschen ist die Farbe wieder verschwunden. Zu dieser Sorte von Haarfarben gehören auch die sogenannten semipermanenten Farben. Sie enthalten zusätzlich chemische Stoffe, die die Farbpigmente fester und damit dauerhafter ans Keratin binden. Manche dieser Zusätze können allerdings Allergien auslösen, weil sie in die Kopfhaut eindringen oder sogar in die Blutbahn wandern können. Die Gefahr der Allergien ist allerdings auch bei reinen Naturfarben, wie z.B. Henna, nicht ganz auszuschließen, denn der menschliche Körper kann auch auf natürliche Stoffe allergisch reagieren. Das beste Beispiel ist hier der weitverbreitete Heuschnupfen, bei dem Pollen von Bäumen, Gräsern und anderen Pflanzen

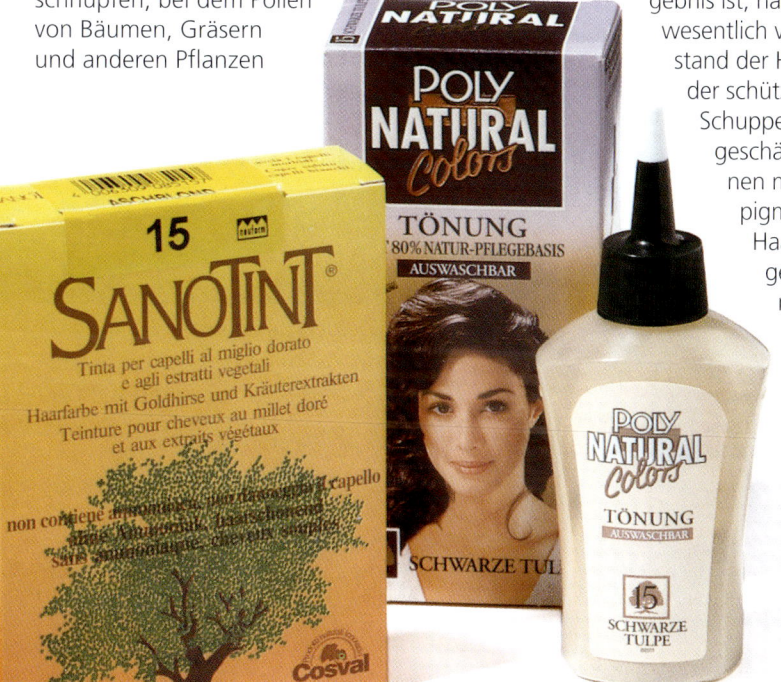

Augentränen, Niesen, Jucken und weitere quälende Symptome auslösen. Vor dem ersten Haaretönen empfiehlt es sich deshalb auf jeden Fall, die Verträglichkeit des Produkts zu testen (siehe Allergietest auf *Seite 55*).

Im übrigen gibt es gerade auf dem Markt der (vermeintlichen) Naturfarben ein großes Wirrwarr. Die Begriffe „Natur" oder „Bio" sind nicht geschützt, und manches, was in Drogerien und Kaufhäusern als „natürlich" angepriesen wird, entpuppt sich bei einem Blick auf die Inhaltsstoffe als Kunstprodukt aus Konservierungsstoffen, Emulgatoren, Parfüm und aggressiven Tensiden mit einigen Pflanzenextrakten als natürlichem „Feigenblatt".

Wie stark das Tönungsergebnis ist, hängt ganz wesentlich vom Zustand der Haare ab. Ist der schützende Schuppenpanzer geschädigt, können mehr Farbpigmente ins Haar eindringen, die Tönung wird intensiver, leider aber auch unregelmäßig, weil die Haarspitzen meist stärker geschädigt sind als der Haaransatz. In geschädigtem Haar bleiben die Farbpartikel auch länger haften, so daß sich nach einigen Wäschen der „gescheckte" Eindruck noch verstärken kann. Nach einigen Wochen ist aber auch davon nichts mehr zu sehen, denn Tönungen werden mit der Zeit, wie ja bereits erwähnt, komplett wieder ausgewaschen. Das Haar kann mit einer Tönung nicht aufgehellt werden, da die eigenen Farbpigmente im Haar ja erhalten bleiben! Dies ist ein großer Unterschied zum Färben.

## Färben – Chemielabor auf dem Kopf

Gefärbt wird mit sogenannten Oxidationshaarfarben, dabei entsteht die spätere Farbe erst während der Oxidation im Haar. Ein gängiges Oxidationsmittel ist z. B. Wasserstoffperoxid ($H_2O_2$). Es dringt ins Haar ein und zerstört dort einen Großteil der natürlichen Haarpigmente. Dadurch wird das Haar also zunächst aufgehellt, d. h. blondiert. Weil das braune Eumelanin sehr viel empfindlicher auf das Oxidationsmittel reagiert als das rötliche Phaeomelanin, bekommt das Haar bei dieser Prozedur einen unangenehmen Stich ins Orange. Die Kosmetikindustrie gleicht dies durch die Zugabe blauer Pigmente wieder aus.
Neben dem Oxidationsmittel und den blauen Pigmenten enthält die Haarfär-

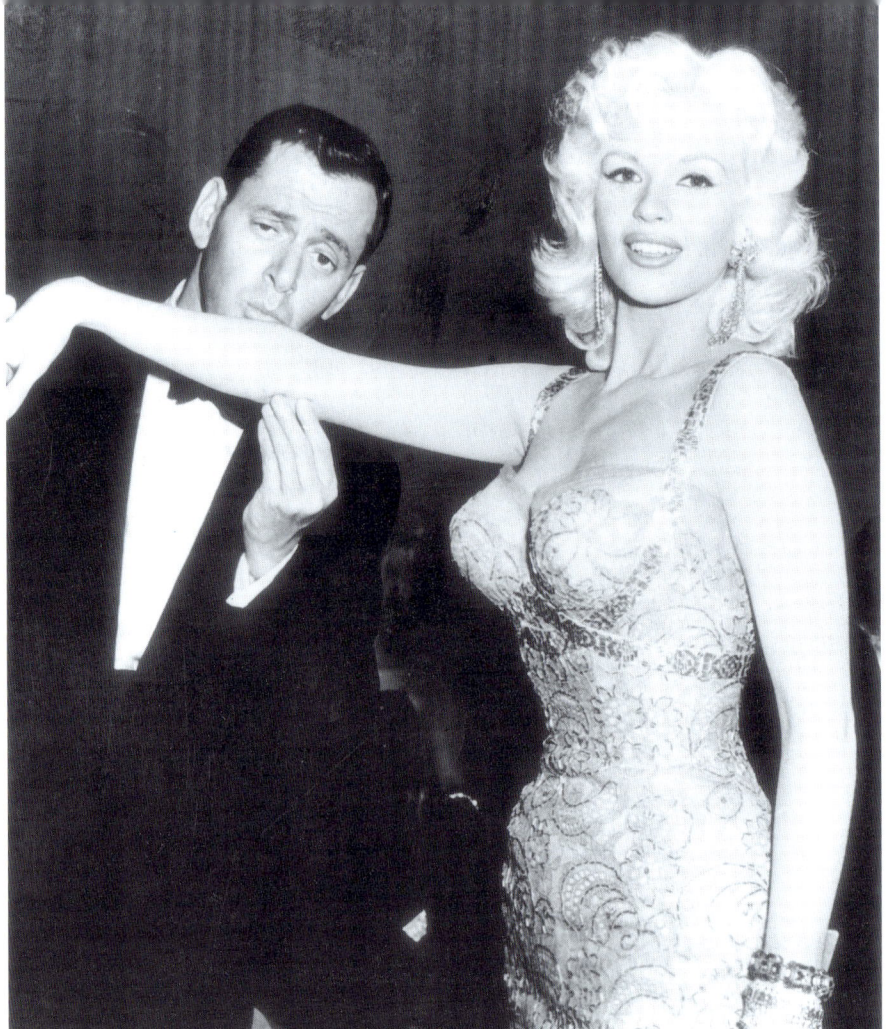

Abb. 10:   Zu Lebzeiten des platinblonden Filmstars Jayne Mansfield waren Haarfärbemittel noch sehr viel aggressiver als heutzutage. Manche Frau wird ihren Traum vom superblonden Haar mit Gesundheitsschäden bezahlt haben.

bung künstlich hergestellte farblose Vorstufen des gewünschten Haarfarbstoffes. Das sind relativ kleine Moleküle, die sich leicht ins Haar einschleusen lassen und dort vom Wasserstoffperoxid zu großen Farbmolekülen „zusammengebaut" werden. Durch ihren Umfang ist ihnen dann der Weg zurück – also das Auswaschen – versperrt, sie setzen sich dauerhaft im Haar fest.

Die Anwendung solch aggressiver Oxidationsmittel in der Kosmetik ist nicht unumstritten. In höheren Konzentrationen ist Wasserstoffperoxid hochexplosiv, und selbst in 20 %iger Konzentration noch stark ätzend. In Colorationen liegt es immerhin als bis zu 10 %ige Lösung vor – nicht ganz unproblematisch, wenn man bedenkt, daß es wie Wasser durch die Hornhaut bis in tiefere Hautschichten hineinsickern kann. Friseuren wird deshalb dringend geraten, bei der Verarbeitung Handschuhe zu tragen und dafür zu sorgen, daß das Mittel nicht mit der Kopfhaut der Kunden in Kontakt kommt. In der Praxis läßt sich das jedoch kaum realisieren, vor allem wenn die Coloration nicht im Friseursalon, sondern aus Kostengründen im heimischen Badezimmer vorgenommen wird. Das Angebot an „Do it yourself-Produkten" ist schließlich reichhaltig genug.

**W**er sich im Dienste der Schönheit dieser Prozedur aussetzen will, sollte zumindest darauf verzichten, sich vor dem Färben die Haare mit Shampoo zu waschen, damit die natürliche Fettschicht der Kopfhaut zumindest einen geringen Schutz geben kann. Dies gilt übrigens auch für die Dauerwelle. Das Haar selbst bzw. die bis dato glatte Schuppenschicht leidet ebenfalls unter der Behandlung. Um das Chemikaliengemisch ins Haarinnere zu schleusen, muß das Haar aufquellen, d.h. seinen Schuppenpanzer abspreizen. Dafür wird in der Regel Ammoniak verwendet. Dieser Stoff hat zudem den Vorteil, ein alkalisches

Milieu im Haar zu erzeugen und dadurch die Coloration zu beschleunigen. Weil Ammoniak aber sehr unangenehm riecht, gibt man der Rezeptur zusätzlich Parfüm zu und für die einfachere Anwendung noch schäumende Tenside, die helfen, das Mittel gleichmäßig im Haar zu verteilen. Die geschädigte Schuppenschicht des Haares wird später dann mit Hilfe von „pflegenden" Spülungen oder Shampoos zwar wieder gekittet – dauerhaft reparieren läßt sie sich allerdings nicht mehr. Blondierte oder colorierte Haare sind also immer geschädigt, lassen sich ohne Pflegespülung schwerer kämmen und verlieren auf jeden Fall einen großen Teil ihres natürlichen Glanzes.

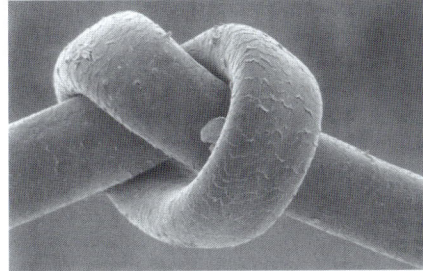
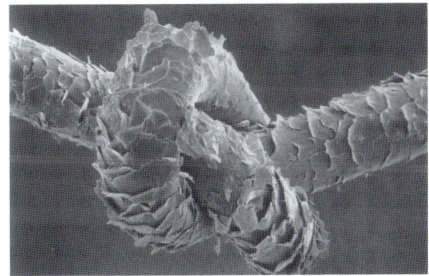

*Abb. 11:    Ein gesundes (oben) und ein geschädigtes (unten) Haar im Vergleich.*

## Locken, Wellen oder glatte Pracht

Nicht nur die natürliche Farbe des Haars wird vererbt, sondern auch seine Form oder Struktur. So haben Asiaten schwarze, extrem glatte Haare, das Haar der Afrikaner ist dagegen schwarz und stark kraus. In Mitteleuropa und Nordamerika finden sich nahezu alle Haarfarben und Strukturen. Blonde Locken, rotes „Pferdehaar" oder dunkelbraune Wellen kommen vor, je nachdem, welcher Ahn hier seine Gene vererbt hat.

**D**ie Form des Haars zeigt sich auch in seinem Querschnitt: Glattes Haar ist rund, gewelltes oval und krauses ist länglich und wirkt fast zusammengedrückt. Beim Waschen wird das letztgenannte übrigens nur schwer naß, da sich in den Haarlocken jede Menge Luftblasen halten.
Daß die Haarform vererbt wird, heißt nicht zwangsläufig, daß uns die gleichen Haare wachsen wie Mutter oder Vater. Manchmal machen sich auch Erbanlagen bemerkbar, die vor vielen Generationen in die Familie gebracht wurden. Dies fällt besonders dann auf, wenn der Haartyp für die Region äußerst ungewöhnlich ist. Bei uns sind dies z.B. extrem krause Haare, die noch nach vielen Generationen durchschlagen können und auf einen vermutlich negroiden Vorfahren hinweisen. Das kann soweit gehen,

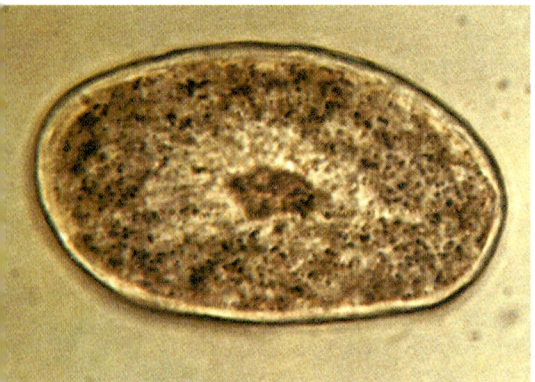

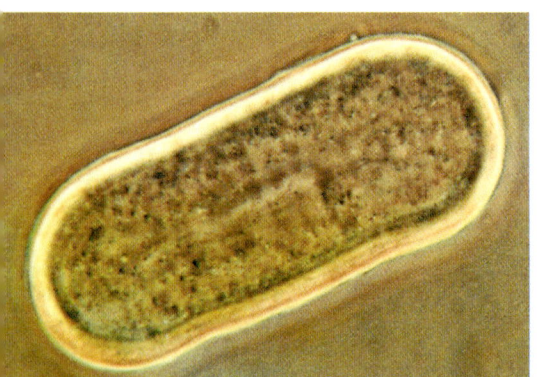

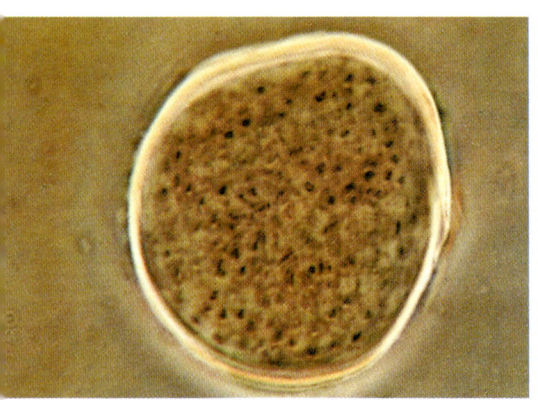

Abb. 12:   Je nach Querschnitt sind die Haare gewellt (oben), kraus (Mitte) oder glatt (unten).

daß manch mißtrauischer Vater an der Abstammung seines Sprößlings zweifelt.

## Locken: koste es, was es wolle

Kaum jemanden hat die Natur mit wallenden Locken gesegnet, die in jeder Lebenslage anmutig das Gesicht umschmeicheln, also immer so liegen, wie gewünscht. Den meisten Zeitgenossen hängt das Haar zumindest nach dem Aufstehen am Morgen in „Schnittlauchsträhnen" unmotiviert auf die Schultern, eventuell vorhandene Locken stehen kreuz und quer wie Borsten vom Kopf, oder das Haar scheint auf der „Kissenseite" wie am Ohr festgeklebt. Mit Fön, Rundbürste oder Lockenstab kann man nun versuchen, die Haare mehr oder weniger schonend in die gewünschte Form zu bringen. Zum Schluß noch etwas Gel oder Haarspray zur Fixierung, und die Frisur hält zumindest bis zur nächsten Nachtruhe oder Haarwäsche. Wem das zu wenig ist, der muß zur chemischen Keule greifen und sich das Haar in Dauerwellen legen lassen. Was aber passiert im Haar beim Locken, Fönen und Dauerwellen? Dazu müssen wir uns zuerst seine chemische Struktur ansehen.

## Die Struktur unserer Haare

Unsere Haarfäden bestehen aus riesigen Eiweiß- oder Proteinketten, die auf besondere Art miteinander verknüpft sind. Ist das Haar feucht, läßt es sich sehr leicht in die Länge ziehen, weil die Wasserstoffbrücken, die der Proteinspirale einen Teil ihrer Stabilität verleihen, sich sehr leicht lösen. Dadurch können die im Haar außenliegenden Proteinspiralen beim Fönen z. B. über eine Rundbürste leicht wie eine Ziehharmonika auseinandergezogen werden. Die inneren Spiralen bleiben dagegen in Form. Wird das Haar wieder naß, schnellen die Spiralen in ihre Ursprungsform zurück.

Nicht so bei der Dauerwelle. Dabei werden nämlich nicht nur die Wasserstoffbrücken gelöst und die Proteinspiralen auseinandergezogen, sondern es wird zusätzlich auch noch ein Teil der Querverbindungen zwischen den Spiralen aufgebrochen. Diese Querverstrebungen bestehen aus zwei Schwefelmolekülen und sind wichtig für die Stabilität im Haar. Um sie auseinanderzuschneiden, braucht man ein chemisches Wellmittel. Heute wird in der Regel eine bestimmte Essigsäure verwendet, was den unangenehmen Geruch der Dauerwellflüssigkeit erklärt. Werden die Schwefelbrücken aufgetrennt, läßt die Spannung im Haar nach und die Keratinspiralen können sich den Lockenwicklern anpassen. Ihre innere Struktur ist allerdings zerstört, denn die Keratinbündel haben sich durch die Prozedur gegeneinander verschoben.

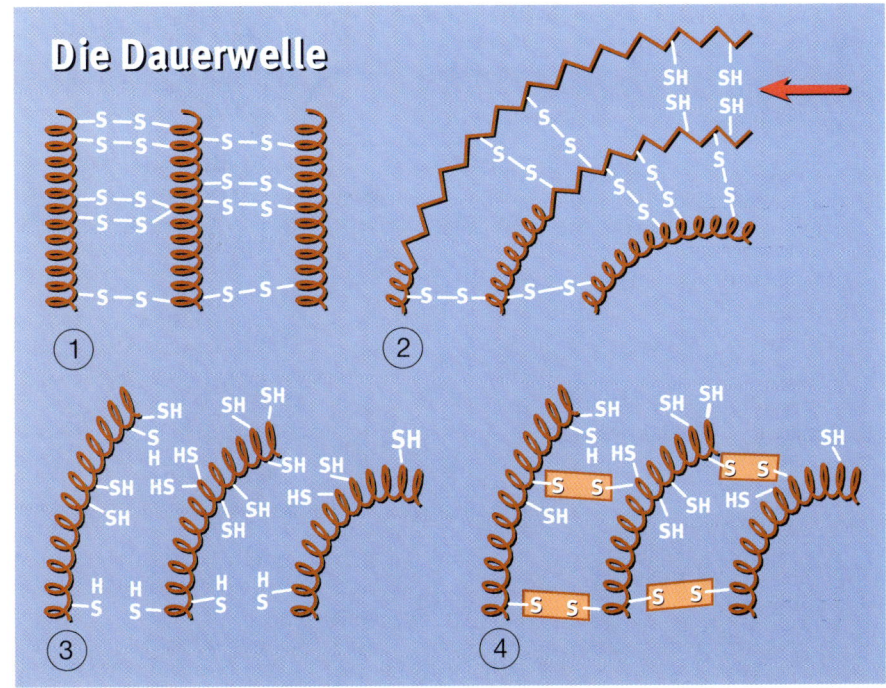

## Die Dauerwelle

① ② ③ ④

Grafik 6:  ① *Proteinspiralen eines gesunden Haares, die durch Schwefelbrücken verbunden sind.*

② *Durch die Zugspannung der Lockenwickler deformieren sich die außen liegenden Proteinketten; ein chemisches Wellmittel löst die Schwefelbrücken (←), Wasserstoffatome (H) lagern sich an.*

③ *Werden die Schwefelbrücken aufgetrennt, läßt die Spannung im Haar nach und die Proteinspiralen können sich den Lockenwicklern anpassen.*

④ *Durch ein Oxidationsmittel (z. B. Wasserstoffperoxid $H_2O_2$) wird die neue Haarstruktur fixiert. Wasserstoffperoxid fängt die Wasserstoffatome ab, so daß die Schwefelatome wieder Brücken bilden können.*

Nun bedarf es noch eines Oxidationsmittels, um die neue Haarstruktur zu fixieren, d. h. neue Querverbindungen zu knüpfen. Wie beim Färben wird dazu neben anderen Stoffen vor allem Wasserstoffperoxid verwendet. Dadurch kann es zu einer unerwünschten Begleiterscheinung kommen: Die Haare werden aufgehellt. Ein weiterer Nachteil der Dauerwelle ist, daß nicht alle gelösten Schwefelbrücken wieder neu geknüpft werden. Etwa ein Drittel der Querstreben bleiben offen. Dadurch verliert das Haar von Dauerwelle zu Dauerwelle mehr Festigkeit und Spannkraft.

## Wenn die Haare zu Berge stehen

Die chemische Struktur ist schuld daran, daß unsere Haare an manchen Tagen eine Art Eigenleben führen und sich nicht einen Deut um unsere krampfhaften Bemühungen scheren, sie in Form zu bringen. Nach der Haarwäsche, in kalter, trockener Witterung oder beim Kämmen passiert es: Die Haare stehen wie elektrisiert vom Kopf ab, lassen sich schlecht frisieren, und manchmal schlagen sie sogar Funken.

Haare bestehen wie andere Proteine aus Aminosäuren. 20 verschiedene gibt es davon, die alle nach dem gleichen Prinzip aufgebaut sind. Jede Aminosäure besitzt zwei funktionelle Gruppen: eine Aminogruppe ($-NH_2$) und eine Carbonsäuregruppe ($-COOH$), sie unterscheiden sich jedoch durch einen ganz individuellen Anhang, eine sogenannte Seitenkette.

Im einfachsten Fall, beim Glycin, ist das ein Wasserstoffatom, es kommen aber auch kompliziertere chemische Verbindungen vor. Wenn sich nun die Aminosäuren nach einem erblich festgelegten Bauplan zu einer spiralförmig verdrillten Proteinkette verknüpfen, dann stehen diese Seitenketten wie Borsten nach außen ab und bilden die Haaroberfläche. Diese ist also nicht etwa glatt wie die Oberfläche eines Kunststoffadens, sondern chemisch sehr uneinheitlich. Darum haften unterschiedliche Haarpflegeprodukte so gut an ihr fest und können ihre Wirkung entfalten. Die Anhängsel der Aminosäuren sind nämlich sehr vielseitig: Manche von ihnen binden Wassermoleküle an sich, andere dagegen sind wasserabstoßend. Darüber hinaus gibt es solche mit positiver

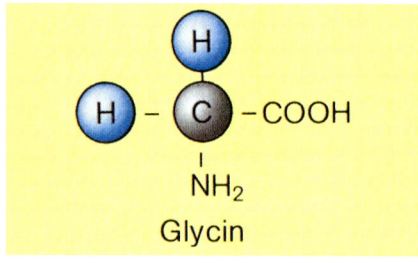

*Grafik 7: Glycin ist die einfachste unter den 20 Aminosäuren.*

elektrischer Ladung, neutrale und negativ geladene Gruppen, wobei die letztgenannten eindeutig in der Überzahl sind.

**E**igentlich müßte es nun ein ständiges Blitzlichtgewitter auf unserem Kopf geben. Doch die Natur hat vorgesorgt: An die elektrisch geladenen Partien der Haaroberfläche lagern sich kleine Gegenionen (Teilchen mit entgegengesetzter Ladung) an, die die Ladung an dieser Stelle neutralisieren. Wäscht man aber jetzt die schützende Fettschicht vom Haar ab, können Kamm oder Bürste anschließend viele dieser neutralisierenden „Deckel" herunterreißen, und das Haar lädt sich auf. Die Folge: Die gleichgepolten Moleküle stoßen sich gegenseitig ab, und die Haare stehen zu Berge. Dieser Effekt ist nach dem Waschen am intensivsten. Er läßt nach, sobald sich wieder eine leichte Fettschicht gebildet hat.
Weil die Seitenketten mit negativer Ladung überwiegen, müssen Shampoos, Spülungen und andere Haarpflegeprodukte neben den waschaktiven anionischen Tensiden auch immer einen Teil kationischer, also positiv wirkender Tenside oder andere kationisch wirkende

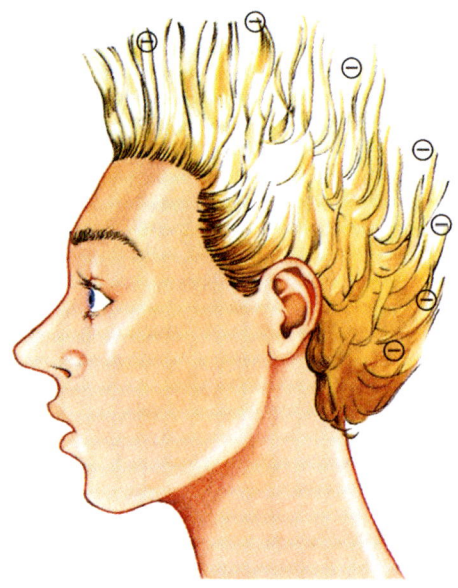

*Grafik 8: „Fliegende" Haare entstehen durch negative Aufladung.*

Substanzen beinhalten. Diese haften am Haar fest und ersetzen dort die ausgekämmten neutralisierenden Ionen. Natürlich haben auch wir dafür gesorgt, daß Ihnen nicht die Haare zu Berge stehen. Die Tenside und ihre Wirkung sind auf *Seite 33* genauer erklärt.

# *H*aarprobleme und ihre Ursachen

### Haarprobleme – oft selbstgemacht

Im Laufe ihres fünf bis sechs Jahre langen Lebens muten wir unseren Haaren einiges zu: heiße, trockene Luft durch Fön oder Trockenhaube, sengende Hitze vom Lockenstab, teils aggressive Shampoos, Colorationen oder Dauerwellen. Wir zwingen sie in Formen, die die Natur auf keinen Fall für sie vorgesehen hat, waschen ihre schützende Talgschicht beständig herunter und spreizen ihren Schuppenmantel. Spliß, brüchige, spröde und struppige Haare sind die Folgen. Zum Glück nehmen uns die Haare diese Behandlung in der Regel nicht ewig übel. Spätestens nach einem radikalen Haarschnitt wachsen sie wie eh und je glänzend und gesund nach.

## Haarkrankheiten

Es gibt aber eine ganze Reihe von Haarkrankheiten, die sich nicht so einfach wieder auswachsen, sondern auf jeden Fall vom Arzt untersucht und behandelt werden müssen. Die häufigste davon ist der Haarausfall. Die normale Männerglatze zählt man übrigens nicht zu den Haarkrankheiten, sondern wertet sie höchstens als kosmetisches Problem – zumindest beim Mann. Eine Männerglatze können aber auch Frauen entwickeln. Das kommt gar nicht mal so selten vor, es ist sogar die häufigste Form der Alopezie – so der medizinische Name für Haarausfall – bei der Frau.

Allerdings verlieren Frauen die Haare dann nicht nach dem typisch männlichen Muster, also Geheimratsecken, Tonsur usw. (siehe *Seite 11*), sondern diffus, d. h. das Haar wird gleichmäßig über den Kopf verteilt immer dünner. Der Auslöser ist meist ein erhöhter Spiegel an männlichen Hormonen, der zahlreiche Ursachen haben kann. Das reicht von der Einnahme bestimmter Medikamente über Zyklusstörungen, z. B. in den Wechseljahren oder nach Schwangerschaften, bis zu bestimmten Tumoren, die sich auf die Hormonproduktion auswirken können. Darüber hinaus gibt es aber auch bei Frauen eine genetisch bedingte Neigung zu diesem hormonell verursachten Haarausfall, d. h. ihre Haarfollikel reagieren wie beim Mann besonders empfindlich auf die aktive Form des Testosterons DHT (siehe *Seite 11 f.*). Testosteron wird – in geringem Maße – auch im weiblichen Körper gebildet. Je nach Ursache kann der Arzt den Haarausfall z. B. mit östrogenhaltigem Haarwasser oder mit Hormonpräparaten wie der Antibabypille behandeln.

### Haarausfall nach der Geburt

Während der Schwangerschaft sprießen bei vielen Frauen die Kopfhaare besonders üppig. Das Haar wird dicker. Doch dann die Enttäuschung: Drei bis vier Monate nach der Geburt ist es mit der Herrlichkeit vorbei, und die Haare fallen wieder aus. Verantwortlich dafür ist das besondere Zusammenspiel der Hormo-

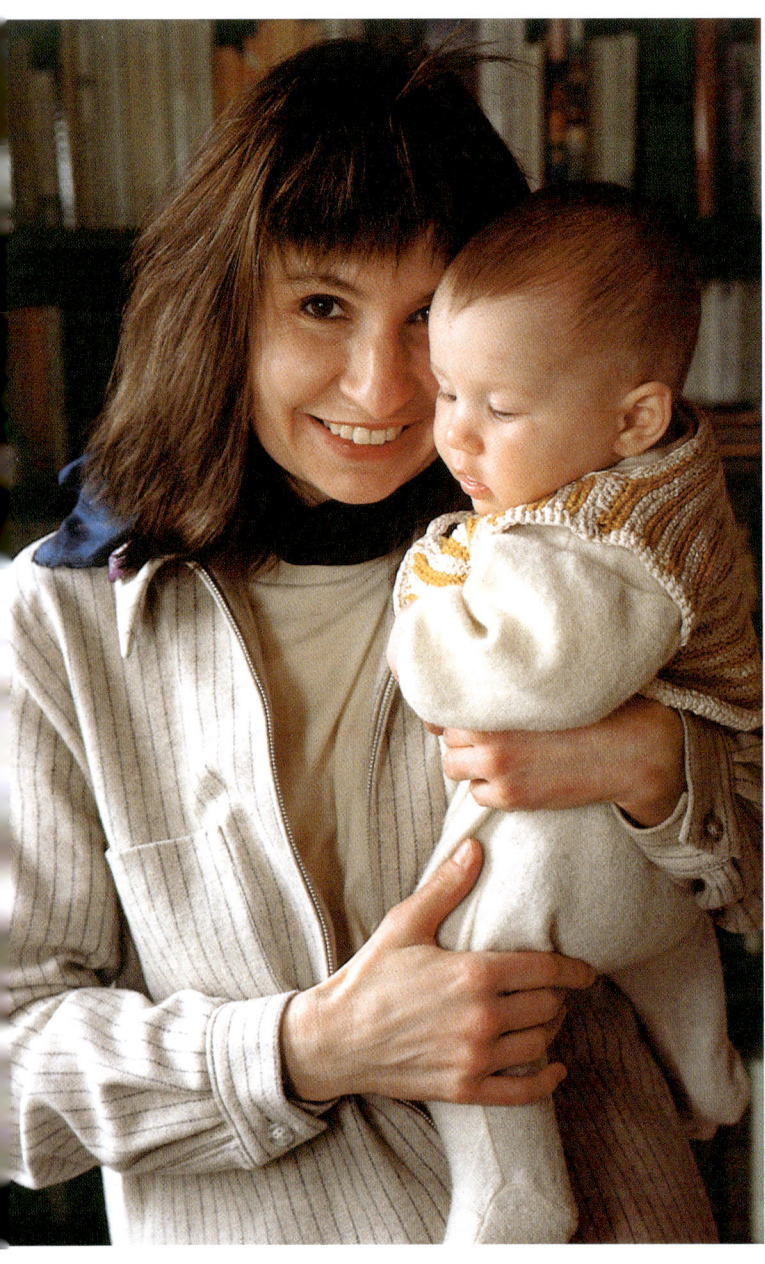

ne in der Schwangerschaft, vor allem der erhöhte Östrogenspiegel, der dazu führt, daß der normale Haarzyklus von Wachstums-, Übergangs- und Ruhephase angehalten oder zumindest stark verzögert wird. D. h. Haare, die eigentlich schon ihre natürliche Altersgrenze erreicht haben, wachsen weiter. Einige Wochen nach der Geburt ist der Hormonspiegel aber wieder auf Normalmaß abgesunken, und die Natur nimmt ihren Lauf. Haare, denen das Östrogen einen außerplanmäßigen Wachstumsschub zuteil werden ließ, fallen jetzt aus.

**B**ei manchen Frauen wird das Haar sogar kurzfristig dünner als es vor der Schwangerschaft war. Das kann damit zu tun haben, daß sich das Zusammenspiel der verschiedenen Hormone noch nicht so ganz eingependelt hat. Manchmal kann dieser vermehrte Haarausfall aber auch ein Hinweis für einen Mangel an wichtigen Nährstoffen oder Spurenelementen, beispielsweise Eisen, sein. Dieser tritt unter Umständen auf, wenn eine Frau stillt, ihre eigene nährstoffreiche Ernährung jedoch vernachlässigt. Sobald der Mangel ausgeglichen ist, wachsen die Haare normal nach. Das ist zwar lästig und vielleicht auch ärgerlich, aber nicht weiter beunruhigend. Behandeln muß man diese Form des Haarausfalls nicht; er endet normalerweise nach einigen Monaten von selbst.

Auch den meisten Säuglingen fallen wenige Wochen nach der Geburt die feinen Flaumhärchen aus. Dies ist ein normaler Entwicklungsschritt; denn bei kleinen Kindern folgen die einzelnen

*Abb. 1: Vermehrter Haarausfall nach der Geburt ist völlig normal und legt sich in der Regel von selbst.*

Wachstumsphasen noch viel schneller aufeinander als beim Erwachsenen, und dabei verändert sich die Beschaffenheit und oft auch die Farbe der Haare. Sie werden kräftiger, und aus hellen Blondschöpfen können dunkelblonde oder sogar brünette Kinder werden.

## Kreisrunder Haarausfall

Eine recht verbreitete Haarkrankheit ist die Alopecia areata, der sogenannte kreisrunde Haarausfall. Etwa eine Million Deutsche leiden an dieser äußerst belastenden Krankheit. Sie beginnt häufig mit kleinen kahlen Stellen am Kopf und kann in den schlimmsten Fällen zum Verlust sämtlicher Kopf- und Körperhaare führen. Ein Trost für die Betroffenen: In den allermeisten Fällen wachsen die kahlen Stellen wieder zu. Das Risiko, daß die Haare erneut ausfallen, bleibt jedoch das ganze Leben lang bestehen.

Die Ursache dieser tückischen Krankheit ist noch nicht genau geklärt. Soviel weiß man allerdings: Die Haarfollikel werden aus irgendeinem Grund plötzlich von den eigenen Immunzellen (T-Lymphozyten) angegriffen. Diese Zellen dienen eigentlich dazu, Schädlinge von außen abzuwehren. Warum der Körper diese „Gesundheitspolizisten" nun gegen sich selbst einsetzt, ist noch nicht geklärt. Forscher der Universität Marburg vermuten jedoch, daß in den Haarfollikeln aus unerfindlichem Grund plötzlich ein Antigen gebildet wird, das vom Immunsystem als Fremdling er-

kannt und deshalb angegriffen wird. Die Folge: Die Haarfollikel sind nicht mehr in der Lage, gesunde Haare zu produzieren. Da der kreisrunde Haarausfall in manchen Familien gehäuft vorkommt, vermutet man, daß verschiedene genetische Faktoren eine Rolle spielen. Genaueres weiß man allerdings nicht, und darum gibt es bislang auch keine Möglichkeit, diese Krankheit zu heilen.

Allerdings kennt man verschiedene Therapien, um den Haarausfall zu stoppen. Den größten Erfolg hat die sogenannte topische Immuntherapie. Dabei wird eine reizende chemische Lösung auf die Kopfhaut und eventuell die Augenbrauen aufgetragen, die dort zu einer allergischen Reaktion führt, d. h. ein Ekzem erzeugt. Durch diese Entzündung werden die Immunzellen, die die Haarwurzeln wie ein Bienenschwarm umschwirren, offenbar abgelenkt. Sie richten sich jetzt gegen ein neues Angriffsziel. Die Haarfollikel können sich regenerieren.

In der Hälfte der Fälle führt diese Therapie dazu, daß den Patienten wieder Haare wachsen. Der Nachteil: Das Mittel muß in der Regel dauerhaft, d. h. über Jahre hinweg, angewendet werden. Sobald man es absetzt, fallen die Haare wieder aus. Außerdem kann es bei manchen Patienten auf die Dauer zu einer Hypersensibilisierung und damit einer stärkeren allergischen Reaktion kommen, unter Umständen auch an anderen Körperstellen.

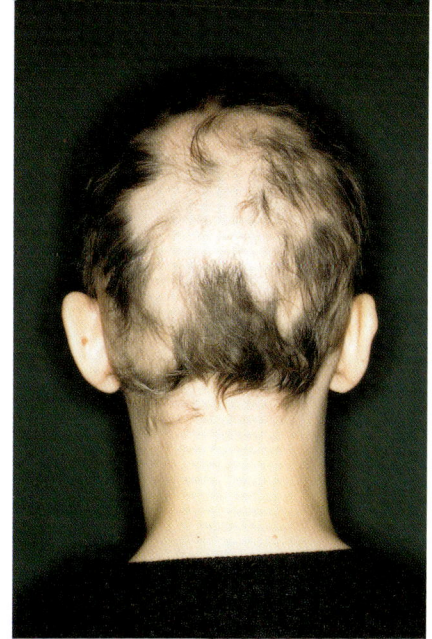

*Abb. 2:   Etwa eine Million Deutsche leiden unter dem sogenannten kreisrunden Haarausfall (hier in extremer Ausprägung!).*

Wer weitere Fragen dazu hat, kann sich an folgende Selbsthilfegruppe wenden: Alopecia Areata Deutschland e.V., Postfach 245, 47702 Krefeld. Dieser Verein befaßt sich ausschließlich mit dem kreisrunden Haarausfall.

## Haarausfall mit unklaren Ursachen

Nicht in allen Fällen sind die Hormone oder eine Krankheit wie die Alopecia areata schuld, wenn die Haare ausfallen. Es gibt eine Vielzahl von Faktoren, die das bewirken können: Schwere Mangelkrankheiten, die aber in Deutschland selten sind, Vergiftungen, z. B. durch manche Schwermetalle, Pilzinfektionen auf der Kopfhaut, aber auch Virusinfektionen, Hormonschwankungen oder chronische Erkrankungen, die Einnahme bestimmter Medikamente, Chemo- und Strahlentherapie bei Krebserkrankungen oder hoher Blutverlust. Auch Röntgenstrahlen oder Vollnarkosen können schuld daran sein, daß einige Zeit später vermehrt Haare ausfallen.

Um die genaue Ursache zu klären, wird der Haus- oder Hautarzt vermutlich zunächst das Blut untersuchen und einen Blick auf den Mineralienhaushalt des Patienten werfen. Um festzustellen, ob der Haarausfall krankhaft bedingt ist, kann er ein Trichogramm erstellen. Dazu muß man auf nicht ganz schmerzlose Weise etwa 70 bis 80 Haare lassen, die der Arzt als Büschel aus der Kopfhaut herausrupft. Anhand der Wurzeln kann er erkennen, wie viele dieser Haare sich im Wachstums-, im Übergangs- und im Ruhestadium befinden und dies auf die kompletten Kopfhaare hochrechnen. Normalerweise sind 90 % der Haare in der Wachstumsphase. Anhand des ausgerissenen Haarbüschels und der Form der Haarzwiebeln kann der Arzt nun erkennen, ob dieses Verhältnis gestört ist, d. h. ein krankhafter und somit behandlungsbedürftiger Haarausfall vorliegt. Darüber hinaus geistern immer wieder angeblich neue Ursachen für Haarausfall durch die Medien: Streß, Amalgamfüllungen, Umweltgifte, Vitaminmangel und mehr. Der Beweis, ob diese Faktoren

tatsächlich Haarausfall (oder auch andere Krankheiten) auslösen können, ist zwar bislang nicht erbracht worden, aber mit den diffusen Ängsten der Betroffenen lassen sich gute Geschäfte machen. Leider kennen sich auch viele Haus- und Hautärzte mit den Ursachen von Haarausfall nicht aus. Professor Rudolf Happle von der Uniklinik Marburg berichtete uns, daß die meisten seiner Patienten mit kreisrundem Haarausfall jahrelange Odysseen von Arzt zu Arzt, zahlreiche Fehldiagnosen und erfolglose Behandlungen hinter sich haben, bevor sie in seine Haarsprechstunde kommen. Solche Haarsprechstunden bieten viele größere Kliniken in ihren dermatologischen Abteilungen an. Dort sitzen Experten, die sich mit nichts anderem als Haar- und Kopfhauterkrankungen beschäftigen. Also: Verfallen Sie nicht gleich in Panik, für die meisten Formen des Haarausfalls gibt es eine Behandlung.

## Ekzeme, Neurodermitis, Schuppenflechte – Erkrankungen von Haut und Kopfhaut

### Ekzeme

Manche Ekzeme scheinen eine Art von „Vorliebe" für den Haaransatz zu entwickeln, andere dagegen breiten sich

mitten auf dem Kopf aus. Für den Betroffenen ist es wichtig, die Ursachen der Kopfhautveränderungen zu kennen. Manchmal handelt es sich um Allergien, z. B. gegen bestimmte Medikamente oder Schwermetalle. Ekzeme können aber auch durch zu intensive Sonnenbestrahlung, Kontakt mit Chemikalien usw. verursacht werden. In jedem Fall gilt es, die Auslöser der Hautreaktionen zu meiden, dann verschwinden in der Regel auch die Ekzeme. Doch nicht immer läßt sich das Problem so leicht lösen. Oft sind die Ursachen für das Ekzem nicht bekannt. Ein Besuch beim Hautarzt und eine Behandlung mit speziellen Pflegeprodukten ist dann dringend angeraten. Wir haben eine spezielle Pflegeserie für Kopfhautprobleme zusammengestellt (siehe *Seite 72*), die Ihnen in schweren oder unklaren Fällen den Gang zum Arzt allerdings nicht ersparen kann.

### Ungeziefer auf dem Kopf

Kopfläuse, Milben, z. B. Krätzmilben, oder ähnliches Krabbelgetier können ebenfalls Kopfhautekzeme verursachen. Auch in unserer modernen, sauberen Welt ist das Ungeziefer nicht ausgestorben, selbst der reinlichste Zeitgenosse kann sich bei einem anderen Menschen oder einem Tier anstecken. Oft muß der Kontakt nicht einmal direkt bestehen, schon Mützen oder Hüte, die zusammen an der Garderobe hängen, ermöglichen eine Übertragung. Kinder bringen sich aus dem Kindergarten oder der Schule solche ungebetenen Gäste mit nach Hause. Die im Handel erhältlichen Mittel sind leider in der Regel giftig und keineswegs ungefährlich. Mit den Wirkstoffen aus dem tropischen Niembaum kann die Plage jedoch harmlos und wirkungsvoll bekämpft werden (siehe Ungeziefershampoo *Seite 74*).

## Chronische Hautkrankheiten: Neurodermitis und Schuppenflechte

Krankheiten, die in erster Linie die normale Haut betreffen, greifen manchmal auch auf die Kopfhaut über. Dies kann z.B. bei der Neurodermitis und der Schuppenflechte passieren. Mit diesen Krankheiten ist keineswegs zu spaßen, sie gehören auf jeden Fall in ärztliche Behandlung.

### Neurodermitis
Neurodermitis beginnt oft schon in der frühen Kindheit. Juckender Milchschorf auf dem Kopf (nicht zu verwechseln mit dem harmlosen, nicht juckenden Grieß) kann ein erstes Anzeichen dafür sein. Es ist eine chronische Krankheit, bei der eine genetische Veranlagung besteht. Die Krankheit tritt in Schüben auf und äußert sich in Ekzemen, extrem trockener Haut und quälendem Juckreiz. Auslöser für Krankheitsschübe sind u.a. das Klima, seelische Ursachen und die

Ernährung: Zitrusfrüchte, Obstsäfte, Alkohol und stark gewürzte Speisen sollten gemieden werden. Günstig scheinen sich dagegen ungesättigte Fettsäuren auszuwirken. Besonders wirksam sind die Eicosapentaensäure (EPA) und die Docosahexaensäure (DHA), die sich in erster Linie in Tiefseefischen finden, sowie die Gamma-Linolen-, Linolen-, Linol- und Arachidonsäure, die in vielen kaltgepreßten Pflanzenölen enthalten sind. Sie sollen im Hautstoffwechsel die Entstehung der sogenannten Entzündungsmediatoren verhindern, also entzündlichen Prozessen der Haut entgegenwirken können. Zu den Entzündungsmediatoren gehören z.B. die Prostaglandine, die bei Allergien eine wichtige Rolle spielen. Auf dieses Thema sind wir ausführlicher in unserem Hobbythekbuch „Essig & Öl" eingegangen.

Auch äußerlich sollte die Haut viel Öl, u.a. mit den bereits erwähnten Fettsäuren, zur Pflege erhalten. Haut und Kopfhaut von Erkrankten dürfen nur schonend und mit gut rückfettenden Mitteln gereinigt werden. Gleichzeitig ist es wichtig, den Juckreiz mit juckreizstillenden Mitteln zu behandeln.

### Schuppenflechte
Schuppenflechte oder Psoriasis ist eine weitverbreitete Krankheit, bei der genau wie bei der Neurodermitis eine genetische Veranlagung eine Rolle spielt. Die Krankheit äußert sich in entzündeten Hautpartien, die deutlich von der

gesunden Haut abgegrenzt sind. Es gibt verschiedene Formen der Schuppenflechte: Bei der häufigsten, der Psoriasis vulgaris, erzeugen die betroffenen Hautstellen kaum Juckreiz oder Schmerzen. Sommer, Sonne und Meer lassen die Symptome oft ganz verschwinden, im Winter kehren sie dann meist zurück. Schuppenflechte gilt als gutartige Hauterkrankung, dennoch können die oft großflächigen, unübersehbaren Hautveränderungen starke seelische Probleme verursachen. Bei der Behandlung der Schuppenflechte hat sich u.a. die Verwendung von Harnstoff als vorteilhaft erwiesen (siehe *Seite 50*).

## Pflegeprodukte gegen Kopfhautprobleme

Wir haben eine Reihe von Rezepturen entwickelt, die sich günstig auf Kopfhautekzeme und andere entzündliche Prozesse auswirken. Diese Shampoos und Haarwasser sind extrem mild und haben in keinem uns bekannten Fall Probleme verursacht. Dennoch sollten Sie, falls Sie an Neurodermitis, Schuppenflechte, starken Ekzemen oder einer anderen ernsten Hauterkrankung leiden, vor der ersten Anwendung mit Ihrem Arzt sprechen. Bei harmlosen, aber unangenehmen Ekzemen kann zuvor zur Sicherheit selber ein Allergietest (siehe *Seite 55*) durchgeführt werden. Alternativ können Sie das entsprechende Mittel zunächst an einer kleinen Stelle ausprobieren.

## Das Idealhaar gibt es nicht

Die meisten Menschen sind zumindest zeitweise unzufrieden mit ihrem Haar: zu fettig, zu trocken, struppig und glanzlos, zu dünn, zu glatt, zu kraus, schlecht frisierbar usw. Die Probleme, die uns unser natürlicher Haarschmuck bereiten kann, sind mannigfaltig. Vieles davon kann man aber durch die richtige Haarpflege oder einen guten Schnitt wieder ausgleichen.

### Schnell nachfettende Haare

Fettige Haare haben schon so manchem Teenager das Leben zur Qual gemacht. Sie sind u. a. typisch für die Pubertät, da in dieser Lebensphase hormonelle Umstellungen im Körper stattfinden. Manche Menschen leiden aber auch ihr ganzes Leben unter schnell nachfettenden Haaren, da sie eine entsprechende Veranlagung dazu haben. Die Ursache liegt nicht im Haar selbst, sondern in der Kopfhaut. Die dort sitzenden Talgdrüsen sind zu aktiv, d. h. sie produzieren zu viel Talg. Dieser Talg „wandert" dann langsam an den

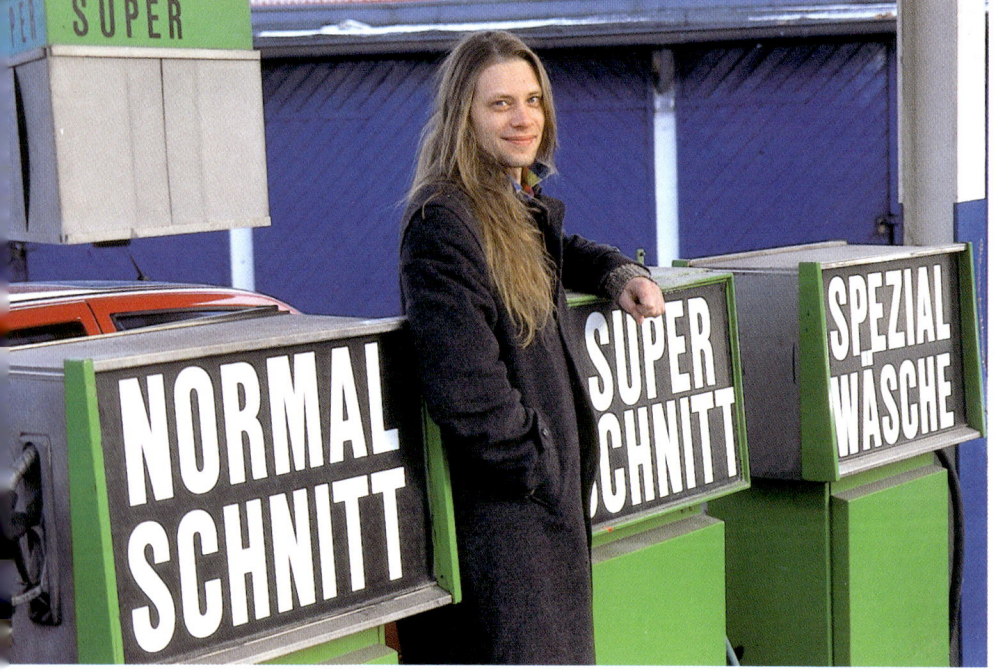

Haaren entlang und verwandelt diese in fettig glänzende Strähnen. Die Mediziner sprechen hier von Seborrhöe. Fettige Haare sollten häufig gewaschen werden, am besten mit einem sehr milden Shampoo, um die Kopfhaut nicht zu reizen. Entgegen weitverbreiteter Vorurteile hat das Waschen auf die Talgproduktion keinen Einfluß. Aggressive Shampoos können zwar die Kopfhaut reizen und dort Juckreiz oder vermehrte Schuppenbildung hervorrufen, fettiger werden die Haare dadurch aber nicht, denn der Talg wird tief in der Kopfhaut gebildet und ausgeschieden.

Dieser Prozeß dauert mehrere Tage und kann durch oberflächliche Behandlungen nicht beeinflußt werden. Schlecht ist allerdings zu heißes und langes Fönen der Haare oder eine heiße Trockenhaube. Dadurch verflüssigt sich nämlich unter Umständen der noch in den Talgdrüsen sitzende Talg und tritt schneller aus der Kopfhaut aus. Das Resultat: Schon wenige Stunden nach der Haarwäsche glänzt das Haar wieder. Bei schnell nachfettenden Haaren reichen regelmäßiges Waschen und eine leichte Spülung aus. Ein „Zuviel" an Pflege, vor allem mit Substanzen, die auf dem Haar einen pflegenden Film bilden, wäre hier eher ungünstig, denn die Haare würden pappig und wären schlechter frisierbar. Eine ideale Pflege für fettige Haare finden Sie in unserem Rezeptteil (siehe *Seite 71*).

*Abb. 3: Ob Mann oder Frau – gerade langes Haar ist sehr pflegeintensiv.*

## Schuppen

Obwohl man es auf den ersten Blick nicht vermuten würde, ist auch für die Schuppenbildung in der Regel eine Überproduktion der Talgdrüsen verantwortlich. Im Unterschied zu den normalen fettigen Haaren trocknet der Talg aber schon ein, bevor er die Kopfhaut erreicht hat. Er ist also nicht mehr flüssig genug, die kompletten Haare zu umhüllen. Statt dessen verklebt er die natürlichen Hornschüppchen, die im Rahmen der Hautalterung auf der Kopfhaut angelangt sind (siehe *Seite 9*). Diese pappen dadurch zu größeren fettigen Hornplatten zusammen und bilden auf der Kopfhaut einen idealen Nährboden für Pilze und andere Mikroorganismen. Normalerweise ist die Neigung zu Schuppen eine Veranlagung und keine Krankheit. Geht sie jedoch mit juckenden Entzündungen einher, spricht man vom seborrhoischen Ekzem. Schuppen und Kopfhautekzeme können aber auch, wie bereits erwähnt, durch Hautkrankheiten hervorgerufen werden (siehe *Seite 29*). Auch aggressive Tenside wie beispielsweise Laurylsulfat (siehe *Seite 35*) können Schuppen verursachen, weil sie die Kopfhaut zur vermehrten Zellteilung anregen.

Nicht nur im Supermarkt, sondern auch im Fachhandel wie Drogerien und Apotheken sind eine Reihe von Anti-Schuppenmitteln erhältlich. Manche davon sind aggressiv oder enthalten gesundheitsschädlichen Steinkohle-

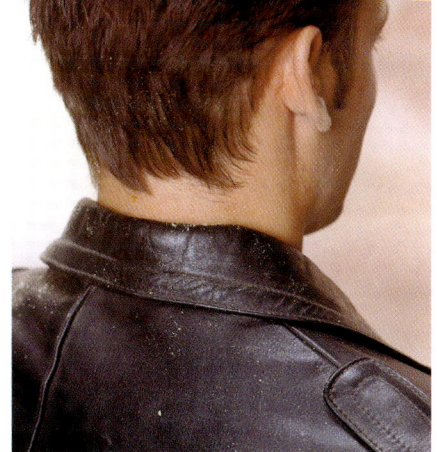

*Abb. 4: Leise rieselt der Schnee: Schuppen im Haar und auf der Jacke.*

teer, der in Verdacht steht, krebserregend zu sein. Ein solch aggressives Shampoo ist vor allem deshalb problematisch, weil Schuppen recht hartnäckig sein können und einer längeren „Behandlung" mit entsprechenden Pflegemitteln bedürfen. Wir haben deshalb gleich zwei Anti-Schuppen-Shampoos und eine Kurpackung entwickelt, in denen kein Teer enthalten ist (siehe *Seite 73 f.*). Als Wirkstoffe haben wir statt dessen unser bewährtes Piroction Olamin, Bioschwefel und eine Kombination verschiedener Pflanzenextrakte eingesetzt. Diese Wirkstoffe sind sehr mild, gesundheitlich unbedenklich und haben sich als äußerst wirksam gegen Schuppen und die damit verbundene unliebsame „Besiedelung" des Kopfes mit Pilzen und anderen Mikroorganismen erwiesen. Aber dazu später mehr (siehe *Seite 49*).

## Trockene Haare

Bei Menschen mit trockenen Haaren sind die Talgdrüsen eher träge, d. h. sie produzieren zu wenig Fett. Sebostase nennt man dieses Problem medizinisch. Bei der unbehaarten Haut bekommt man es mit einer guten Hautcreme in den Griff, auf der Kopfhaut hat man diese Möglichkeit nicht. Als Folge der zu geringen Talgproduktion rieseln zum einen ständig abgestorbene Hornhautschüppchen von der Kopfhaut, zum anderen wirkt das Haar spröde und glanzlos. Vor allem in den Haarspitzen macht sich der Mangel der schützenden Talghülle bemerkbar, sie splittern oder brechen ab. Ein besonderes Problem ist das bei sehr lockigem oder gar krausem Haar. Selbst bei einer normalen Talgproduktion wirkt es oft trocken, weil der Talg – bedingt durch die Haarstruktur – sehr viel schlechter zur Haarspitze gelangt.

Wir haben deshalb auch eine Haarpflege für lockige, extrem trockene Haare entwickelt (siehe *Seite 68*). Grundsätzlich gilt: Die Kopfhaut nicht zu stark entfetten (z. B. durch aggressive Tenside oder stark alkoholhaltigen Haarwässer) und hin und wieder eine Pflegekur auftragen, die einen feinen Film auf dem Haar hinterläßt. Das repariert zwar keine kaputten Strukturen wie z. B. Spliß, aber die Haare lassen sich leichter frisieren und werden glänzender. Außerdem verhindert ein solcher Filmbildner, daß sich die Haare aufladen und abstehen (siehe *Seite 24*).

# Kleine Chemie für „Shampoomixer"

Haarshampoos, Spülungen, Kuren u.ä. enthalten in der Regel ein ganzes Sammelsurium von chemischen Stoffen, mit deren Bezeichnung der Laie nichts anfangen kann. Da steht dann: Wasser, Natriumlaurethsulfat, Cocamidopropylbetain, Glycolstearat, Natrium-Laurylsulfat, Quaternium-22, Parfüm, Hydrolisiertes Collagen, Phenoxyethanol, Ethylparaben, Zitronensäure, CI 14700, CI 19140. Diese Zusammensetzung stammt von einem von uns x-beliebig gewählten Fertigprodukt. Lediglich die Begriffe Wasser, Zitronensäure und Parfüm sind für uns verständlich. Der Grund für dieses „Kauderwelsch" ist, daß die Chemieindustrie für die Haarpflege eigens chemische Verbindungen kreiert hat, auf die wir ausschließlich in verarbeiteter Form stoßen und die uns als Rohstoff völlig unbekannt sind. Die Situation ist ähnlich wie bei den Waschmitteln, auch deren Inhaltsstoffe sind – oder besser gesagt waren – für den Verbraucher die großen Unbekannten. Die Hobbythek hat sich dieses Themas

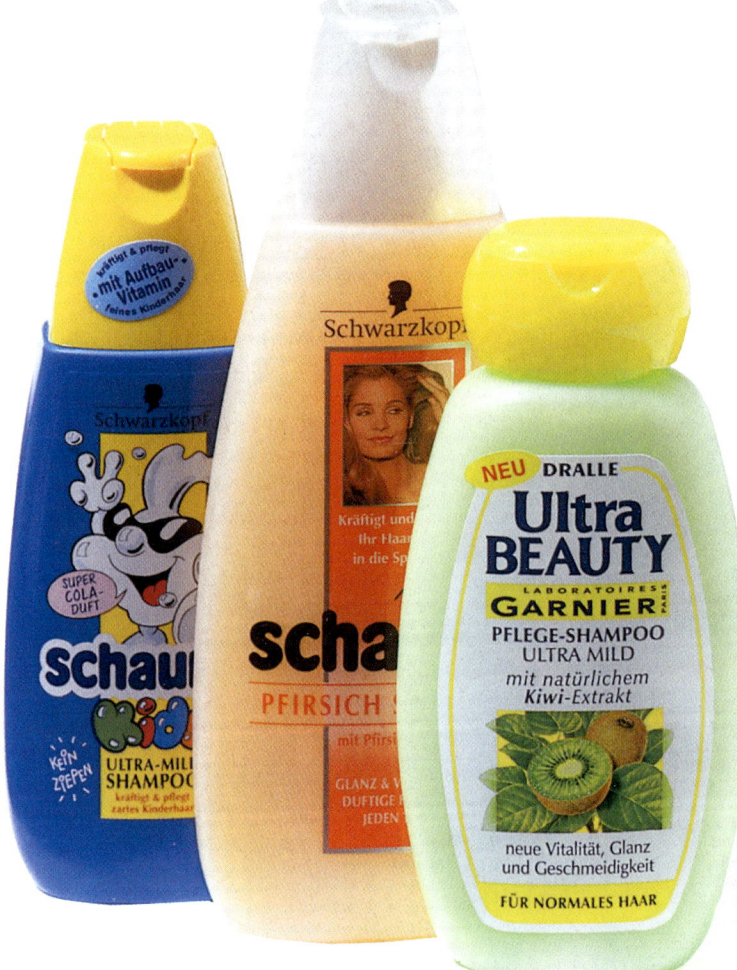

Abb. 1: Für Shampoos hat die Kosmetikindustrie eigens chemische Verbindungen kreiert.

schon mehrfach angenommen und ihren überaus erfolgreichen Waschmittelbaukasten initiiert, der den Vorteil hat, daß Sie je nach Wäsche und Verschmutzung die einzelnen Waschsubstanzen gezielt kombinieren können. Ähnlich halten wir es bei den Haarpflegemitteln. Damit Sie wissen, was Sie sich – angeregt durch die Hobbythek – ins Haar und in die Kopfhaut einmassieren, stellen wir Ihnen im nächsten Kapitel die in unseren Rezepten verwendeten Rohstoffe vor.

## Was ist drin im Shampoo?

Entscheidend für die gesamte Haarkosmetik sind die Tenside. Sie sind neben einfachem Wasser die Hauptbestandteile von kosmetischen Zubereitungen wie Shampoos, Waschlotionen oder Pflegespülungen. Dort erfüllen sie eine Reihe unterschiedlicher Aufgaben: Sie sind für die Reinigungswirkung verantwortlich, werden als Verdickungsmittel, Emulgatoren oder Lösungsvermittler eingesetzt und bremsen oder stabilisieren die Schaumbildung. Aber Tensid ist nicht gleich Tensid. Es gibt unzählige Stoffe und Verbindungen, die zu dieser Gruppe gehören und je nach Bedarf eingesetzt werden können.

Gemeinsam ist ihnen ein wichtiges Detail ihrer chemischen Gestalt: Tenside sind sogenannte amphiphile Stoffe, das bedeutet sie besitzen ein hydrophiles, also wasserliebendes,

und ein lipophiles, also fettliebendes Ende. Dadurch sind sie in der Lage, die Oberflächenspannung von Flüssigkeiten zu senken. Ihr wasserliebender Kopf bohrt sich nämlich in die (wäßrige) Flüssigkeit hinein, während der wasserabweisende – lipophile – Schwanz oben herausschaut. Auf diese Weise entsteht eine neue Oberfläche, die aus einer dünnen Schicht von Tensidmolekülen oder „Schwänzchen" besteht und die Oberflächenspannung des Wassers stark herabsetzt. Durch dieses Verhalten verhindern Tenside aber auch, daß sich in Mischungen wie Emulsionen, die aus Öl und Wasser bestehen, die einzelnen Komponenten voneinander absetzen. Im Normalfall stoßen sich Wasser- und Fettmoleküle nämlich gegenseitig ab. Das Ergebnis ist, daß das Öl nach kurzer Zeit nur noch als Film oben auf dem Wasser schwimmt. Wird aber ein Tensid mit in die Mischung gerührt, wirkt dies als Vermittler; Wasser- und Ölphase vermischen sich.

## Anionisch, kationisch, nichtionisch

Wer sich für die Ingredienzen von Wasch- oder Spülmitteln interessiert, der findet dort meist die Angabe „unter 5 % anionische und nichtionische Tenside". Kationische Tenside werden dagegen in solchen Reinigungsmitteln nicht verwendet, sind aber für Shampoos und andere Haarpflegeprodukte sehr wichtig.

# Tenside

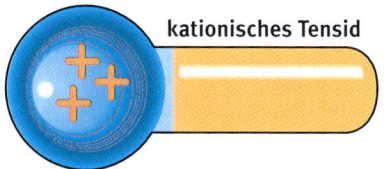
kationisches Tensid

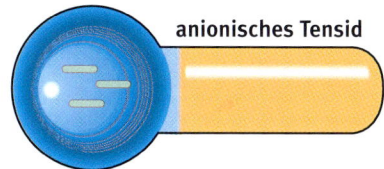
anionisches Tensid

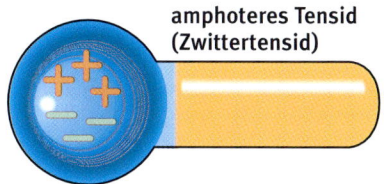
amphoteres Tensid (Zwittertensid)

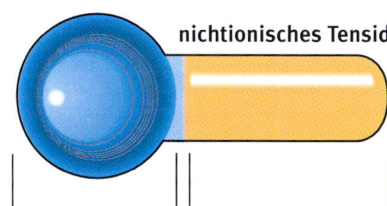
nichtionisches Tensid

wasserliebender Teil    fettliebender Bereich

*Grafik 1:    Schematischer Aufbau der Tenside.*

Anionisch nennt man ein Tensid, dessen wasserliebender Kopf negativ geladen ist, kationische Tenside besitzen dagegen einen positiv geladenen und nichtionische Tenside einen ungeladenen hydrophilen Kopf. Daneben gibt es noch Zwitter, die sowohl über negative als auch positive Ladungen verfügen, man nennt sie amphotere Tenside.

Für die Reinigungswirkung von Wasch- oder Putzmitteln, aber auch von Waschlotionen und Shampoos sind vor allem die anionischen Tenside verantwortlich. Das bekannteste anionische Tensid ist die Seife, die im wesentlichen aus Fett, vor allem tierischem Talg und Kokosfett, sowie konzentrierter Natron- bzw. Kalilauge hergestellt wird. Dabei werden Fett und Lauge in einem Kessel zusammengegeben und stundenlang gekocht. Ausführlich haben wir diesen Prozeß in unserem Buch „Cremes und sanfte Seifen" beschrieben.

Hautfreundlicher als die klassische Haushalts- oder Toilettenseife sind sogenannte Neutralseifen, die nicht wie herkömmliche Seifen alkalisch sind und damit hautreizend wirken, sondern zusammen mit dem Waschwasser eine neutrale Lösung bilden. Flüssig kommen sie z. B. in Waschlotionen oder Shampoos zum Einsatz. Wie aber rückt ein solch anionisches Tensid nun fettigen Haaren, schmutziger Wäsche oder klebrigem Geschirr auf den Leib?

## Anionische Tenside

Zunächst lagern sich die Moleküle an der Grenze zwischen Wasser und (fettigem) Schmutz an – hydrophiler Kopf im Wasser, lipophiler Schwanz im Fett. Dadurch senkt sich – wie auf *Seite 33* beschrieben – die Oberflächenspannung.

Das Wasser kann in die feinen Risse und Spalten des Schmutzes eindringen, diesen in kleine Portionen aufspalten und abtransportieren. Daß dies schnell vonstatten geht, dafür sorgen nun auch noch die negativ geladenen Köpfchen des Tensids, die aus dem Schmutz ins Wasser ragen. Auf der Haut- und der Haaroberfläche sitzen nämlich ebenfalls elektrisch geladene Moleküle – der größte Teil davon trägt eine negative Ladung (siehe *Seite 24*). Diese negativ geladenen Teilchen stoßen nun den ebenfalls negativ geladenen Kopf des Tensidmoleküls ab und, weil dessen fettliebender Schwanz fest im Schmutz steckt, diesen gleich mit.

## Kationische Tenside

Kationische Tenside haben dagegen eine relativ geringe Waschkraft und werden vor allem in der Haarpflege eingesetzt, um die Aufladung der Haare zu verhindern (siehe *Seite 24*). Sie verbessern die Kämmbarkeit des Haars, glätten es und erhöhen dadurch seinen Glanz. Solche Tenside werden deshalb auch als Konditionierer bezeichnet. Außerdem werden kationische Tenside wegen ihrer bakteriziden, d. h. keimabtötenden, Wirkung auch manchmal als Konservierungsstoffe eingesetzt. Leider sind sie generell nicht so hautfreundlich wie beispielsweise milde anionische oder nichtionische Tenside und können v. a. wegen ihrer bakteriziden Wirkung in höherer Konzentration die Haut reizen.

Deshalb werden sie in der Kosmetik zunehmend von sogenannten Polykationen ersetzt. Das sind kationenaktive Substanzen, die wie die kationischen Tenside ebenfalls einen Film ums Haar bilden, allerdings keine Tensidwirkung haben. Solche Polykationen sind in der Regel hautfreundlicher als herkömmliche kationische Tenside.

## Nichtionische Tenside

In der Gruppe der nichtionischen Tenside finden sich Substanzen mit ganz unterschiedlichen Eigenschaften. Sie unterstützen die Waschkraft, werden als Verdickungsmittel, Emulgatoren, Schaumstabilisatoren o. ä. verwendet. Ein bekanntes nichtionisches Tensid ist das Lanolin, das Wollwachs aus dem Schaffell. Nichtionische Tenside sind sehr gut hautverträglich.

## Amphotere Tenside

Amphotere Tenside oder Zwittertenside werden als Co-Tenside in kosmetischen Produkten eingesetzt, weil sie sowohl anionische als auch kationische Potentiale in sich tragen und so beide Tensidarten unterstützen.

# Hautprobleme durch aggressive Tenside

Shampoo wäscht nicht nur den Schmutz von Haar und Kopfhaut, sondern auch einen Teil des natürlichen Fettfilms herunter. Das ist auch beabsichtigt, doch manche Tenside tun dies so gründlich, daß sie nicht nur das Fett, das sich oben auf der Haut verteilt hat, beseitigen, sondern zusätzlich Lipide aus der Hornhaut herauslösen. Dadurch können Substanzen aus dem Shampoo selbst, aber auch schädliche Mikroorganismen in die Haut eindringen und dort unter Umständen zu Hautreizungen und Allergien führen. Manche Stoffe, z. B. polycyclische Moschusverbindungen, dringen sogar durch die Epidermis bis in die darunterliegende Dermis vor und gelangen auf diese Weise durch die dort verlaufenden Blutgefäße in unseren Stoffwechsel. Die Haut reagiert mit Rötungen oder Entzündungen auf solche Eindringlinge und produziert zusätzlich vermehrt Hornschüppchen, was zu einer Verdickung der äußeren Hautschicht führt.

Unsere Schleimhäute sind den Attacken von außen jedoch völlig ungeschützt ausgeliefert, denn ihnen fehlt die schützende Hornhauthülle. Ein natürlicher Abwehrmechanismus ist das Brennen und Tränen, mit dem unsere Augen z. B. auf das Eindringen von Shampoos reagieren. Leider findet man solch aggressive Tenside, wie beispielsweise das immer noch häufig verwendete Laurylsulfat (siehe *rechts*), heute noch in vielen Kosmetikprodukten – auch in Zahncremes, obwohl sie im Verdacht stehen, den Proteinabbau im Zahnfleisch anzuregen und dadurch Parodontose auszulösen. Sehen Sie sich einmal im Drogerieregal die Inhaltsstoffe verschiedener Zahnpasten an. Sie werden kaum eine ohne diesen Stoff finden.

### Laurylsulfat – billig und ungesund

Laurylsulfat, oft verwendet als Natrium-Laurylsulfat, wirkt sehr stark entfettend, dringt dank seiner sehr kleinen Moleküle gut in die Haut ein und kann dort Hautreizungen hervorrufen. Außerdem kann es als Bestandteil vieler Haarshampoos zur vermehrten Schuppenbildung führen. Daß es immer noch verwendet wird, hat einfache Gründe: Es ist äußerst preiswert, reinigt gründlich, schäumt ordentlich und läßt sich ganz einfach mit Kochsalz verdicken.

# Sanfte Haarpflege à la Hobbythek

Wir haben in unseren Rezepturen natürlich auf Laurylsulfat und andere marktübliche Billigstoffe verzichtet und statt dessen nach besonders milden Substanzen Ausschau gehalten. Dabei war es uns nicht nur ein Anliegen, unsere Haut, sondern auch die Umwelt zu schonen. Denn letztendlich landen Waschlotionen, Shampoos und die darin enthaltenen chemischen Stoffe ja in unseren Seen und Flüssen, wenn auch in wesentlich geringeren Mengen als beispielsweise die Tenside aus Waschmitteln.

Schon vor über zehn Jahren haben wir in unserem Hobbythekbuch „Cremes und sanfte Seifen" eine ganze Reihe von Substanzen vorgestellt, die zum einen sehr gut hautverträglich sind und zum anderen unsere Umwelt nicht über Gebühr belasten. Viele der damals vorgestellten Stoffe können wir auch heute noch uneingeschränkt empfehlen und haben sie

deshalb auch in unseren neuen Rezepturen verwendet. Aber wir haben auch Neues für Sie entdeckt, denn schließlich sind seit der Erstausgabe 13 Jahre ins Land gegangen. Die Forschung hat neue Erkenntnisse und Produkte geliefert, die wir natürlich ausprobiert und begutachtet haben. So werden viele unserer „altgedienten" Substanzen mittlerweile nicht mehr aus tierischen, sondern aus pflanzlichen Rohstoffen hergestellt, z. B. unser neues Elastinpulver P oder Nuratin P – das „P" steht hier für „pflanzlich". Außerdem haben wir inzwischen ein neues, außerordentlich mildes Tensid entdeckt, das wir wegen seiner hervorragenden Hautverträglichkeit besonders schätzen. Wir haben es Facetensid genannt, weil es nicht in den Augen brennt und deshalb auch für die Gesichtsreinigung geeignet ist.

## Die Rohstoffe der Hobbythek

### Facetensid – das Basistensid der Hobbythek

Für die Reinigungswirkung unserer Shampoos sorgt das sehr milde anionische Facetensid, das so sanft ist, daß es sich sogar für die Babypflege eignet. Wir haben eine Waschlotion für Babys auf der Basis von Facetensid entwickelt, mit der Sie, wenn nötig, nicht nur Babys Körper, sondern auch die feinen Haare waschen können. Ein eigenes Shampoo brauchen solche Winzlinge nämlich noch nicht.
Für die Fachleute unter Ihnen: Facetensid gehört zur Gruppe der milden Sulfosuccinate, und zwar ist es ein Citronensäurealkylpolyglykolester-Sulfosuccinat. Für die weniger chemisch Gebildeten ist vielleicht interessant, daß es weitgehend auf natürlichen Rohstoffen

wie Zitronensäure und natürlichen Fett-alkoholen basiert und ökologisch gut abbaubar ist.

Was die Hautverträglichkeit betrifft, so ist es ein richtiges Ausnahmetensid: Mehrere Tests kamen zu dem Ergebnis, daß Facetensid sogar in höherer Konzentration „nicht reizend" ist, und das gilt sowohl für die Haut als auch für die Schleimhäute. Damit schlägt es einen Großteil anderer Standardtenside, die – so die offizielle Testauswertung – meist als „moderately", also gemäßigt irritierend, eingestuft werden.

Zur Milde gesellen sich noch weitere positive Eigenschaften: Facetensid bildet einen feinen cremigen Schaum und wirkt sich im Shampoo zusätzlich als Emulgator aus, d.h. es sorgt dafür, daß sich die einzelnen Bestandteile gut miteinander mischen. Unser Facetensid ersetzt das früher von uns verwendete Collagentensid P.

## Co-Tenside helfen mit

Als milde Ergänzung unseres Basistensids haben wir wegen der hervorragenden Hautverträglichkeit Betain und Sanfteen ausgewählt. Es sind beides sogenannte amphotere oder auch Zwittertenside, die in ihrem wasserliebenden Kopf sowohl anionenaktive als auch kationenaktive Moleküle besitzen (siehe *Seite 34*). Solche Zwittertenside verwendet man im Shampoo, weil sie durch ihr anionisches Potential unser

Basistensid bei der (Wasch-)Arbeit unterstützen und ihre kationische Ladung die unangenehmen Seiten, die anionische Tenside nun einmal haben – die Aufladung der Haare –, mildern (siehe *Seite 24*).

### Betain

Betain wird aus Kokosöl gewonnen, ist also pflanzlichen Ursprungs. Der Name erinnert allerdings an eine ganz andere Pflanze, nämlich an die Rübe, lateinisch „Beta". Das kommt daher, daß der Chemiker C. Scheibler bereits vor 100 Jahren einen ähnlichen Stoff in der Zuckerrübe nachgewiesen hat. Betain ist vollständig biologisch abbaubar und ersetzt das früher von uns verwendete Glycintensid P.

### Sanfteen

Sanfteen ist ein sehr sanftes Zuckertensid. Es ist in der Lage, die Hautverträglichkeit von Shampoos und Spülungen noch einmal zu verbessern, d.h. ihre Reizwirkung, die in unseren Rezepturen ja ohnehin schon sehr gering ist, wird durch 2–3 % Sanfteen noch einmal um das Fünf- bis Sechsfache reduziert. Und es kommt noch besser: Sanfteen ist nicht nur sanft zur Haut, sondern auch umweltfreundlich. Es wird im Wasser sehr schnell abgebaut und in seine Bestandteile Kokosöl und Saccharose – das ist ganz normaler Haushaltszucker – zerlegt, die die Gewässer nicht belasten.

### Fluidlecithin Cm und Super

Klares Wasser wäscht bereits 25 % der Lipide von Haut und Haaren herunter, denn im Hautfett sind schon natürliche

Emulgatoren enthalten, die das Fett an das Wasser binden. Anionische und auch nichtionische Tenside entfernen gar bis zu 65 % der natürlichen Schutzschicht, wobei aggressive Tenside wie das schon erwähnte Laurylsulfat besonders stark entfetten und so auf Dauer zu Hautproblemen wie z.B. Schuppen führen können.

Die in unseren Shampoos verwendeten Tenside sind dagegen sehr mild und wirken in gewissem Umfang rückfettend. Für fettige oder auch normale Haare reicht dieser Effekt völlig aus, eine Zugabe rückfettender Substanzen ist nicht nötig. Wer möchte, kann sich statt dessen bei Bedarf einen halben Meßlöffel Jojoba- oder Mandelöl (siehe *Seite 48*) in sein Shampoo einrühren. Trockene und geschädigte Haare bedürfen allerdings der zusätzlichen Pflege. Die Hobbythek verwendet zu diesem Zweck schon seit Jahren die Substanzen Fluidlecithin Cm und Fluidlecithin Super. Beides sind Lecithine – natürliche Fette also –, die aus Sojaöl gewonnen werden.

Für unsere Shampoorezepturen reicht bereits das billigere Fluidlecithin Cm aus. Leider neigt es dazu, in der Flasche nachzudicken. Wenn Sie die Flasche vor jeder Entnahme des Fluidlecithins kurz schütteln, bleibt es flüssig. Fluidlecithin Super ist deshalb teurer, weil es das wertvolle Cholinphospholipid (PC) dank einer besonders schonenden Herstellung in höherem Anteil enthält als Fluidlecithin Cm; dies ist für die Verwendung in Hautcremes sehr angenehm. Beide Lecithine wirken nicht nur rückfettend, sondern betätigen sich, in Shampoos eingesetzt, außerdem als Emulgatoren.

### Haarsoft HT

Haarsoft HT ist ein milder Zuckeremulgator auf der Basis von Kokosöl, gemischt mit einer Ölsäureglycerinverbindung, die aus Sonnenblumenöl hergestellt wird. Für die chemisch Interessierten: Genau handelt es sich um Kokosglykosid und Ölsäuremonoglycerid. Wir haben es zur Rückfettung in unseren Spülungen und Haarkuren verwendet. Außerdem wirkt Haarsoft dort leicht verdickend und gibt der Spülung so eine angenehm cremige Konsistenz. Haarsoft läßt sich bei Raumtemperatur gut verarbeiten, unter 10 °C kristallisiert es leicht aus, ein leichtes Erwärmen auf 25 bis 40 °C (nicht rühren!) macht es wieder flüssig.

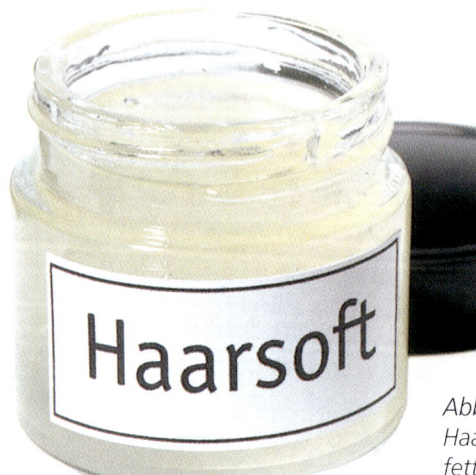

### Kationische Filmbildner – „Ent"Spannung auf dem Kopf

Damit Ihnen nach der Haarwäsche nicht die Haare zu Berge stehen, ist es wichtig, der Rezeptur neben den für die Reinigungswirkung verantwortlichen anionischen bzw. nichtionischen oder amphoteren Tensiden auch ein kationisches Tensid oder einen anderen kationenaktiven Stoff zuzugeben. Dieses legt sich wie ein Film ums Haar und neutralisiert durch seine positive Ladung die nach der Haarwäsche freiliegenden negativ geladenen Teilchen auf der Haaroberfläche. So wird verhindert, daß sich die negativ geladenen Haare gegenseitig abstoßen und zu Berge stehen. Ein solcher Filmbildner kommt vor allem bei dünnem oder auch geschädigtem Haar gut zur Wirkung.
Bei der nächsten Haarwäsche wird der Film dann aber wieder abgewaschen. Das ist auch gut so, denn andernfalls würde die Schicht ums Haar immer dicker und die Haare klebrig, pappig und schlecht zu frisieren. Aus diesem

*Abb. 1:  Haarsoft wird in Spülungen und Haarkuren eingesetzt und dient zur Rückfettung.*

Grund ist es wichtig, Haarshampoo und vor allem Haarspülungen immer sehr gründlich auszuwaschen.
Leider sind kationische Tenside nicht so gut hautverträglich wie die zuvor genannten Tenside und außerdem schwer biologisch abbaubar. Das liegt unter anderem an ihrer stabilen chemischen Struktur. Problematisch ist dies vor allem beim massenhaften Einsatz von Weichspülern in der Waschmaschine. Die winzigen Mengen, die im Shampoo verwendet werden, fallen zwar kaum ins Gewicht. Wir haben uns aber dennoch bemüht, sowohl Ihren Haaren als auch der Umwelt einen Dienst zu erweisen.

Das ist uns mit unserem neuen Stoff Haarguar HT gelungen. Es ist zwar kein kationisches Tensid, bewirkt im Haar aber das gleiche: Die Kämmbarkeit der Haare wird verbessert und ihre Aufladung verhindert. Zudem ist Haarguar HT gut umweltverträglich und als schwach wassergefährdend in die Gefährdungsklasse (WGK) 1 eingestuft. Die meisten kationischen Tenside, die auf dem Markt sind, gelten dagegen als wassergefährdend (WGK 2) und sind deshalb erheblich giftiger für Flüsse und Seen.

### Haarguar HT

Haarguar HT wird aus den Samen der Guarpflanze gewonnen, die in Pakistan und Indien wächst und auf den botanischen Namen *Cyamopsis tetragonoloba* hört. Durch verschiedene chemische Prozesse wird der Guarsamen so modifiziert, daß der daraus entstehende Stoff positive Ladung trägt. Dadurch

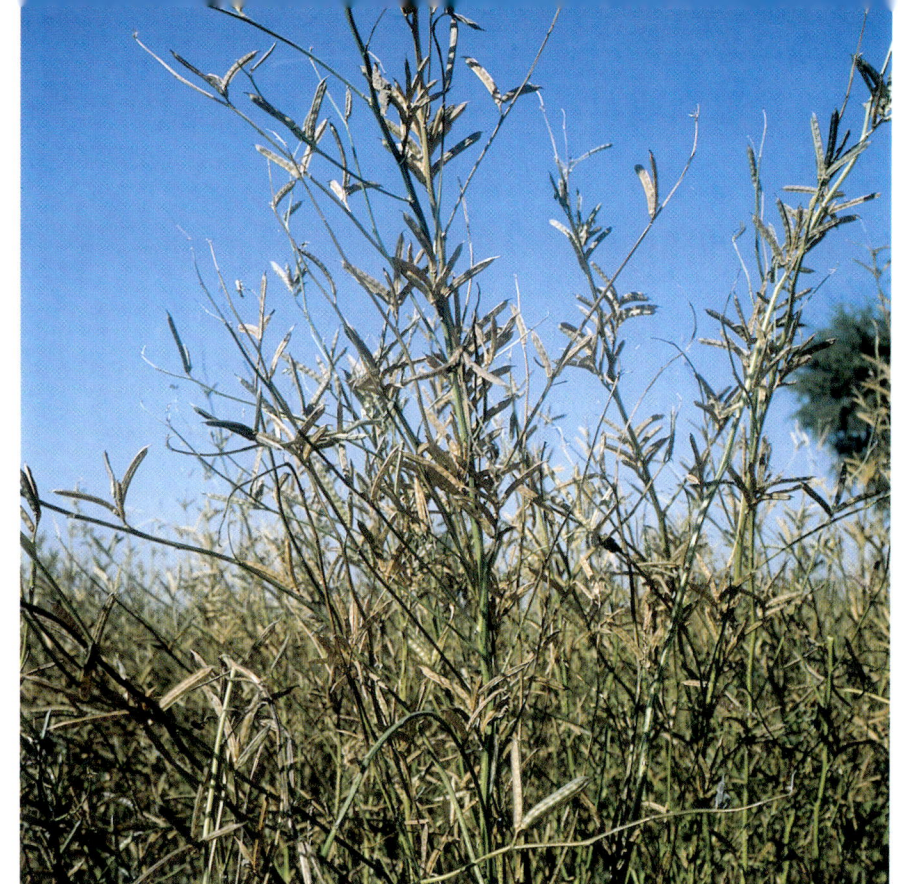

*Abb. 2:  Haarguar HT wird aus den Samen der Guarpflanze* Cyamopsis tetragonoloba *gewonnen.*

haftet unser Haarguar HT sehr gut an den überwiegend negativ geladenen Haaren und bildet einen schützenden und neutralisierenden Film.

**D**ieser Schutzfilm beugt auch der zu starken Entfettung und damit der Schädigung der Haare sowie der Reizung der Kopfhaut vor. Außerdem fühlen sich die Haare nach der Wäsche sehr weich an. Beim Anrühren unserer Shampoos mit dem neuen Stoff haben wir eine interessante Entdeckung gemacht: Zusammen mit unserem milden Co-Tensid Sanfteen wirkt Haarguar HT verdickend auf die Rezeptur, so daß wir weniger Verdickungsmittel Rewoderm einsetzen müssen.

Haarguar HT ist ein Pulver und löst sich gut in Wasser. Da es sehr genau dosiert werden muß, und das auch noch in winzigsten Mengen, haben wir uns dafür eingesetzt, daß ein entsprechend kleiner Meßlöffel angeboten wird. Damit läßt es sich ohne Probleme abmessen.

Haarguar ersetzt das bisher von uns verwendete Haarquat P. Sollten Sie davon noch etwas in Reserve haben, können Sie es ruhig aufbrauchen. Rühren Sie für ca. 220 Milliliter Shampoo statt des Haarguars einen (normale und fettige Haare) bzw. zwei (trockene und geschädigte Haare) Meßlöffel Haarquat P ins Wasser ein, bevor Sie dieses zur Tensidmischung geben.

## Verdickungsmittel

Wer sich ein Shampoo in der Drogerie oder im Supermarkt kauft, wird meist ein Produkt mit gelartiger oder cremiger Konsistenz erhalten. Diese Beschaffenheit hat sich als die bei Verbrauchern beliebteste durchgesetzt. Ein Flüssigshampoo läßt sich dagegen offensichtlich weniger gut an die Kunden bringen. In einigen anderen Ländern gilt das nicht: Das mußte Ellen Norten bei ihrer Chinareise mit der Wissen-

schaftspressekonferenz feststellen, als sie mit triefenden Haaren unter der Hoteldusche stand. Das hauseigene Shampoo hatte nämlich die gleiche Konsistenz und Farbe wie das von oben auf sie herabströmende Wasser. Entsprechend schnell floß es ihr dann auch zwischen den Fingern hindurch in den Ausguß.

Mit der Waschkraft hat die Konsistenz übrigens nichts zu tun: Flüssiges

Shampoo wäscht genausogut wie cremiges. Die Kosmetikindustrie macht es sich dabei allerdings manchmal etwas leicht: Billigtenside wie das schon erwähnte Laurylsulfat lassen sich nämlich ganz einfach andicken – mit simplem Kochsalz. Teilweise findet man dieses bis zu einer Konzentration von 10 % in Shampoos! Abgesehen davon, daß sich die hochwertigen Tenside, die wir in unseren Rezepturen verwenden, im Gegensatz zum Laurylsulfat nicht mit Salz verdicken lassen, finden wir den Gedanken an Salzbrei auf dem Kopf auch nicht gerade angenehm. Bereits für unser Buch „Cremes und sanfte Seifen" haben wir deshalb nach einem angemessenen Ersatz gesucht. Die Schwierigkeit war, daß auch so manche Alternative zum Salz nicht unbedenklich ist. Wir fanden z.B. in einem sehr verbreiteten Fettsäureamid (Cocoamid DEA) bedenkliche freie Amine; diese können sich unter Umständen in Nitrosamine umwandeln, die mittlerweile als krebsauslösend bekannt sind.

**D**amals sind wir nach umfangreichen Recherchen auf unser Rewoderm L 420 gestoßen, einen Emulgator, der aus Fettsäuren des Rindertalgs und Glycerin hergestellt wurde und keinerlei bedenkliche oder gar gesundheitsschädliche Stoffe enthielt. Diese Substanz – wir nannten sie damals Rewoderm HT – gibt dem Shampoo nicht nur die gewünschte cremige Konsistenz, sie ist darüber hinaus äußerst mild zur Haut. Deshalb sprach im Grunde genommen nichts dagegen,

sie auch in unseren neuen Rezepturen zu verwenden. Allerdings gibt es mittlerweile eine neue Generation des altbewährten Verdickers. Wir haben uns für das Nachfolgeprodukt Rewoderm LI S 80 entschieden.

### Rewoderm HT

Bei Rewoderm LI S 80 wurde der Rindertalg durch pflanzliches Palm- und Kokosöl ersetzt. Dieses neue pflanzliche Rewoderm ist ein sehr schonendes nichtionisches Tensid. Bei Verträglichkeitstests wurde es in die mildeste Kategorie eingestuft, d.h. als „nicht irritierend". Im Gegensatz zum alten Rewoderm HT läßt es sich schon bei einer Temperatur von 30°C optimal verarbeiten und muß nicht mehr auf 50°C erhitzt werden. Außerdem wirkt es leicht rückfettend aufs Haar und betätigt sich in Emulsionen wie Shampoos oder Spülungen als Emulgator, d.h. es sorgt dafür, daß sich die wäßrigen und öligen Bestandteile gut miteinander verbinden.
Rewoderm HT wirkt in Shampoos als Verdicker und verleiht ihnen eine angenehme Konsistenz. Um die Viskosität Ihres Shampoos ganz auf Ihre persönlichen Wünsche abzustimmen, wird Rewoderm zum Schluß in die Mixtur hineingerührt. Unsere Grammangabe kann dabei als Richtwert gelten. Beachten Sie dabei aber bitte, daß Rewoderm noch nachdickt – das Shampoo hat also erst nach ein bis zwei Minuten seine endgültige Konsistenz erreicht. Gießen Sie Rewoderm also nicht auf

einmal ins Shampoo, sondern lieber nach und nach. Sollte das Shampoo versehentlich „schnittfest" geworden sein, kann es mit Wasser wieder etwas verdünnt werden. Unterstützen Sie diese Maßnahme durch leichtes Erwärmen im Wasserbad.

### Xanthan

Xanthan ist ein natürlicher Schleimstoff, der als Gelbildner eingesetzt wird. Er entsteht mit Hilfe von Mikroorganismen beim Gärvorgang von Glucose und ist gut dazu geeignet, bestimmte kosmetische Produkte zu verdicken. Im Shampoo konnten wir ihn leider nicht verwenden, da er zu Schlierenbildung neigt, aber in unserem Haarspitzenfluid hat er sich bewährt.

### Ceralan

Ceralan wird aus Bienenwachs gewonnen, das chemisch leicht verändert wird: Die freien Wachssäuren werden an ungeladene Moleküle gebunden. Dadurch erhöht sich die von Natur aus vorhandene leichte Emulgatorwirkung des Bienenwachses. Der Schmelzbereich bei dem weißen Wachs liegt bei knapp 65°C. Wir verwenden Ceralan in unserem Haarwachs und der Brillantine.

### Cetylalkohol

Dieser Alkohol hat mit dem normalen Trinkalkohol nicht viel zu tun, denn Cetylalkohol ist fest. Er gehört zur Gruppe der Fettalkohole, die eine lange Kohlenstoffkette und die typische Alkoholstruktur besitzen. Cetylalkohol hat sich besonders als Verdicker in Haarkuren und -spülungen bewährt. Durch seine Kohlenstoffkette hat er ein lipophiles, also fettliebendes Ende, sein Alkoholanteil ist dagegen wasserliebend. Aus diesem Grund hat er leicht emulgierende Eigenschaften, stützt also Öl-in-Wasser-Gemische.

### Sheabutter (Schibutter)

Sheabutter stammt aus Afrika und wird dort aus der Nuß des Sheanußbaumes *Butyrospermum parkii Kotschy* gewonnen. Dieses Fett wird von den Afrikanern teilweise als Nahrungsmittel und bereits seit langer Zeit zur Körperpflege verwendet. Sheabutter enthält u.a. eine Art Harz, das Zimtsäureester beinhaltet. Die letztgenannten gelten als Grund für die besondere Hautfreundlichkeit dieses Rohstoffs, der zugleich desinfizierend und heilend wirkt. Sheabutter ist also ein idealer Zusatz für unsere Haarkuren, da diese ja län-

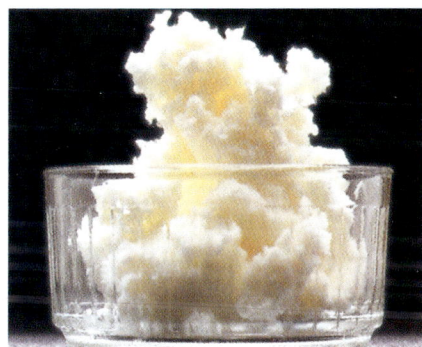

*Abb. 3: Sheabutter wird aus der Nuß des Sheanußbaumes* Butyrospermum parkii *hergestellt.*

ger auf die Kopfhaut einwirken. Es ist auch für die weiche, angenehme Beschaffenheit unserer Kuren verantwortlich und dient der Kopfhaut gleichzeitig als Balsam.

### Pflege und sonst gar nichts – Proteine fürs Haar

Keratin, Collagen und Elastin – diese Proteine sind die wichtigsten Bausteine unserer Haut und unserer Haare: Keratin bildet Hornhaut, Haare und Nägel; Collagen und Elastin findet man vor allem in der tiefer liegenden Dermis. Dabei ist Collagen für die Festigkeit der Haut verantwortlich und Elastin für die Elastizität und Geschmeidigkeit. Der Gedanke lag nahe, diese wertvollen Substanzen für die Kosmetik zu nutzen. Und in der Tat hat die Kosmetikindustrie an ihnen gut verdient. Denn – so die Werbung – wer wollte nicht mit solch natürlichen Stoffen die Haut quasi von innen verjüngen. Gut gedacht, aber leider wirkungslos: Bis in die Hornhaut dringen die Proteine aus dem Cremetopf ja noch ein, aber dort ist Endstation. Ihre Moleküle sind nämlich viel zu groß, um so einfach durch die Hornhaut in den Organismus zu wandern. Und das ist auch gut so, denn wenn die Hornhaut nicht eine solche Barrierefunktion ausüben würde, könnten diese Stoffe unsere körpereigenen Strukturen gehörig durcheinanderbringen und zu schweren Hautirritationen führen. Für unsere Rezepte verwenden wir sogenannte Proteinhydrolysate. Das bedeutet, daß die langen Proteinketten

durch ein chemisches Verfahren (Hydrolyse) zerkleinert werden. Diese kleinen Moleküle passen zwar immer noch nicht durch die Hornhautbarriere hindurch, sie dringen aber immerhin in die Hornhaut ein und haften dort fest. Daraus ergibt sich ein sogenannter „Repair-Effekt" – geschädigte Haut wird geglättet. Solche Hydrolysate sind sehr gut hautverträglich, weil die Aminosäuren in ihrer Zusammensetzung denen unserer Haut entsprechen.

Für die Haarpflege sind sie außerdem interessant, weil sie sich teils in die Keratinschicht einlagern und teilweise einen Film bilden, der das Haar schützt und dessen Kämmbarkeit verbessert.

### Elastinpulver P

Ausgangsprodukt für unser Elastinpulver P ist Weizenkleber, das sogenannte Gluten, dessen lange Proteinketten durch Hydrolyse zerkleinert werden. Elastinpulver ist also ein sogenanntes Weizenhydrolysat und damit pflanzlichen Ursprungs.

Es hat eine Reihe positiver Eigenschaften: Es bildet wie gesagt einen hauchfeinen Film ums Haar. Dadurch verdickt es zum einen die Haare, verbessert Kämmbarkeit und Glanz und macht das Haar samtiger. Außerdem glättet es den aufgespreizten Schuppenpanzer nach Dauerwellen, Colorationen und anderen aggressiven Haarbehandlungen. Dadurch macht auch angegriffenes Haar einen gepflegteren Eindruck, und seine Griffigkeit wird ver-

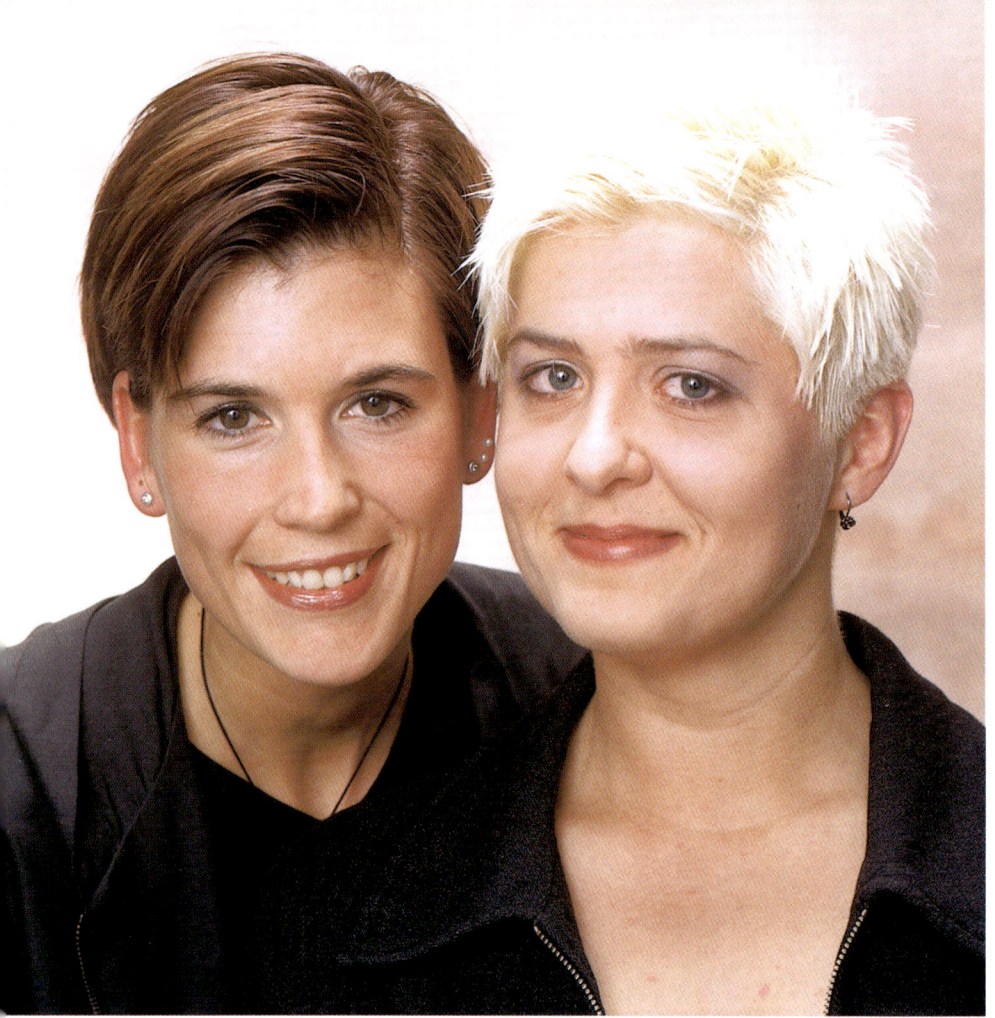

*Abb. 4:    Bei geschädigtem Haar, z.B. nach einer Coloration, glättet Elastinpulver P den aufgespreizten Schuppenpanzer.*

## Nuratin P

Wie das Elastinpulver ist auch unser Nuratin P ein Weizenhydrolysat, demnach pflanzlichen Ursprungs. Es ersetzt die früher verwendeten Substanzen Keratin HT und Nutrilan. Beide wurden aus tierischen Produkten, u. a. vom Rind, gewonnen. Schon wegen der BSE-Problematik haben wir uns bereits vor Jahren nach pflanzlichen Alternativen umgesehen. Nuratin hat ähnliche Eigenschaften wie das Elastinpulver, ist allerdings flüssig und lagert sich zwischen den äußeren Keratinschüppchen des Haares ein. Wegen dieses sogenannten Repair-Effekts ist es ein wichtiger Bestandteil unserer Shampoos, Spülungen und Kuren für geschädigtes und sprödes Haar. Zwar kann auch Nuratin P keine Wunder vollbringen und kaputtes Haar dauerhaft kitten, aber es bildet einen schützenden Film ums Haar und mildert so schon im vorhinein die Folgen schädlicher Einflüsse wie Fönen, heftiges Bürsten, Sonnenbestrahlung, Salzwasser usw. Außerdem verdickt es dünne Haare spürbar. Nuratin P ist mit Paraben vorkonserviert.

## Silkprotein HT – Seide fürs Haar

Silkprotein HT ist ebenfalls ein Hydrolysat. Es wird, wie der Name schon sagt, aus echten Seidenfasern gewonnen. Silkprotein zieht ebenfalls aufs Haar auf und verleiht ihm einen schönen seidigen Glanz. Außerdem verbessert es wie die beiden pflanzlichen Eiweiße die Wasserbindungsfähigkeit des Haares. Die Kosmetikindustrie hat die Seiden-

bessert. Elastinpulver ist darüber hinaus in der Lage, Wasser zu binden, d. h. es erhöht die Feuchtigkeit im Haar. Wir haben Elastinpulver P in unserem Shampoo und der Kur für dünnes Haar sowie der Spülung für trockenes Haar

verwendet. Noch etwas zur Umweltverträglichkeit: Die Substanz ist vollständig biologisch abbaubar und ökologisch absolut unbedenklich.

proteine vor einiger Zeit für sich entdeckt und sie nicht nur in Haarpflegemittel, sondern auch in Cremes, Gesichtspuder, Wimperntusche etc. hineingerührt. Gemeinsames Merkmal dieser Produkte: Sie sind teuer. Das liegt nicht unbedingt am Preis des wertvollen Rohstoffs, denn dieser wird ja nur in kleinsten Mengen zugegeben, sondern eher am riesigen Werbeaufwand der Kosmetikgiganten.

**D**as haben wir nicht nötig, und deshalb können sich Hobbythek-Zuschauer Seidenglanz-Shampoo und -Spülung kostengünstig selber anrühren. Unser Silkprotein ist ausgezeichnet hautverträglich (nicht irritierend für Haut und Schleimhäute) und für die Umwelt absolut unschädlich, weil vollständig biologisch abbaubar. Damit fällt es in die niedrigste Wassergefährdungsklasse 0. Silkprotein ist flüssig und mit Parabenen vorkonserviert.

### Haarchitin HT – ein neuer Wirkstoff

Der Name unseres neuen Hobbythek-Rohstoffes deutet schon dessen Ursprung an: Haarchitin wird aus dem Chitinpanzer von Krustentieren, hauptsächlich Garnelen, gewonnen, ist also ein absolut natürlicher Rohstoff. Wir setzen ihn als Filmbildner in unseren Spülungen und Kuren, aber auch im Haarspitzenfluid und im Haarspray ein, wo er einen starken, aber flexiblen Film ums Haar bildet und dabei von unseren Proteinen unterstützt wird. Der Vorteil von Haarchitin ist, daß die Haare

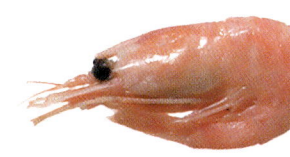
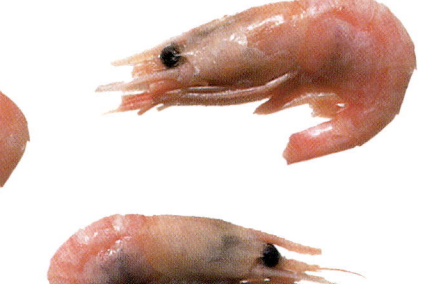

*Abb. 5: Haarchitin HT wird aus dem Panzer von Garnelen gewonnen und ist ein absolut natürlicher Rohstoff.*

nach der Anwendung sehr locker fallen und nicht pappig und klebrig werden. Außerdem besteht nicht die Gefahr, daß dieser Film bei mehrmaliger Anwendung immer dicker wird und die Haare schwer frisierbar macht, denn er wäscht sich bei der nächsten Wäsche wieder heraus. Aber Haarchitin kann noch mehr: Es schützt nicht nur vor Spliß, es verbessert auch die Kämmbarkeit der nassen Haare, erhöht deren Sprungkraft und wirkt darüber hinaus wachstumshemmend auf verschiedene Mikroorganismen, darunter auch der Hefepilz *Malassezia furfur*, der für bestimmte Arten der Schuppenbildung verantwortlich ist.

**H**inzu kommt, daß dieser nachwachsende Rohstoff vollständig biologisch abbaubar und damit ausgezeichnet umweltverträglich ist. Deshalb setzen ihn seit kurzem auch Naturkosmetikfirmen in ihren Produkten ein. Interessant ist noch ein kleiner Nebeneffekt. Vor allem frischgewaschene Haare neigen dazu, Gerüche aus der Umgebung anzunehmen. Dies wird durch die Anwendung von Haarchitin in der Spülung und im Haarspray vermindert.

### Vitamine fürs Haar

#### Vithaar HT

Vithaar HT ist eine Mischung aus Biotin (mind. 0,15 %) und natürlichen Aminosäuren (mind. 6 %) in Alkohol gelöst. Es wird in erster Linie aus Reis hergestellt. Biotin wird auch als Vitamin H bezeichnet und ist in geringer Menge in allen lebenden Zellen enthalten. Biotinmangel führt bei Menschen und auch bei Tieren, z. B. Katzen, Hunden oder Pferden, zu Ekzemen und Haarausfall. Äußerlich angewendet verbessert es die Haarstruktur, ein Effekt, der sich vor allem bei feinem und brüchigem Haar bemerkbar macht. Die in unserem Vithaar enthaltenen Aminosäuren bzw. Proteine ziehen außerdem auf den Haarschaft auf, der dadurch geglättet wird. Das Haar erhält mehr Glanz und Volumen und läßt sich besser durchkämmen.

#### D-Panthenol

D-Panthenol ist kein echtes Vitamin, sondern ein Provitamin und kann bei der Einnahme in unserem Körper zu einem Vitamin umgewandelt werden.

Aus D-Panthenol wird dabei Pantothensäure, ein Vitamin der B-Gruppe. Bei äußerer Anwendung, wie etwa in Shampoos, unterbleibt diese Umwandlung. Hier entfaltet D-Panthenol seine eigene Wirkung: Haare werden elastischer und fülliger, da ein Austrocknen verhindert wird.

D-Panthenol kann aber auch die Hornschicht der Haut passieren, dringt also in unseren Organismus vor, und dort passiert dann das, was auch bei der Einnahme von D-Panthenol geschieht: Es wird zum Teil in Pantothensäure umgewandelt, die dann eine heilende Wirkung entfalten kann.

**P**ures D-Panthenol ist zähflüssig. Wir verwenden es zur besseren Verarbeitung deshalb 75 %ig in destilliertem Wasser gelöst, zur Stabilisierung ist noch eine kleine Menge Milchzucker zugesetzt, Konservierungsstoffe sind nicht enthalten. D-Panthenol wird in dieser Verarbeitung fertig angeboten.

### ProVit F (Vitamin F)

Der Begriff Vitamin F ist eigentlich veraltet, da die Substanzen, die sich hinter dem Namen verbergen, mit den Vitaminen im eigentlichen Sinn nichts zu tun haben, sondern Bestandteil von Fetten sind. Genauer gesagt handelt es sich schlicht und einfach um Fettsäuren, die u. a. für den Körper Energie liefern und in weitaus größeren Mengen benötigt werden als Vitamine. Mit den Vitaminen haben sie jedoch gemein, daß der Körper sie nicht selber herstellen kann. Sie müssen mit der Nahrung aufgenommen werden und werden deshalb als essentiell bezeichnet. Es handelt sich um die mehrfach ungesättigten Fettsäuren Linolsäure, Linolensäure und Arachidonsäure. Über die für den Körper überaus wertvollen Eigenschaften dieser Fettsäuren haben wir bereits berichtet (siehe *Seite 29*).

Bei einem Mangel kommt es zu trockener, rissiger und empfindlicher Haut. Haare und Fingernägel werden stumpf und brüchig, auf der Kopfhaut bilden sich Schuppen. Dieses Beispiel zeigt sehr deutlich, daß auch die beste Haarpflege bei falscher Ernährung allein nicht helfen kann. Die meisten kaltgepreßten Pflanzenöle sind reich an diesen Fettsäuren und sollten auf Ihrem Speiseplan nicht fehlen. Aber auch äußerlich beeinflussen sie die Haut, insbesondere die Kopfhaut, günstig. In unseren Rezepturen verwenden wir sie deshalb in einer Konzentration von maximal 4 %. ProVit F ist eine klare, leicht zähflüssige Lösung. Übrigens ist ProVit F nicht nur sehr gut haut-, sondern auch schleimhautverträglich.

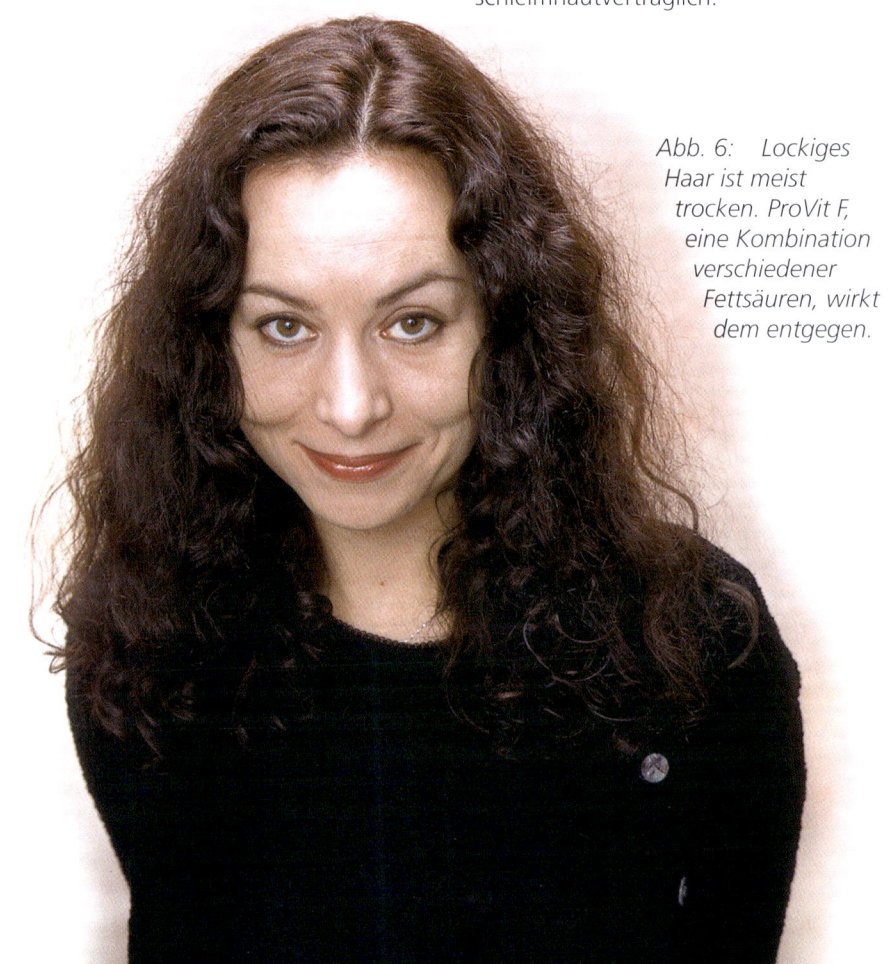

*Abb. 6: Lockiges Haar ist meist trocken. ProVit F, eine Kombination verschiedener Fettsäuren, wirkt dem entgegen.*

## Vitamin E

Vitamin E hat eine durchblutungsfördernde Eigenschaft und wirkt positiv auf die Zellerneuerung. In der Natur schützt es die Zellen und ihre empfindlichen Aufbaustoffe vor dem Angriff aggressiver Sauerstoffmoleküle. In Lebensmitteln, insbesondere in Pflanzenölen, verhindert Vitamin E das Ranzigwerden. Auch unsere Haare unterliegen solchen Oxidationsprozessen. Besonders die Deckhaare sind ständig äußeren Einflüssen wie Sonne, Wärme und Licht ausgesetzt. Sichtbar wird dies, wenn die Haare z.B. nach dem Urlaub im sonnigen Süden ausgebleicht und spröder sind als zuvor.

Vitamin E stellt sich diesem Oxidationsprozeß entgegen. Auf Haut und Kopfhaut wirkt es glättend und steigert insbesondere das Feuchthaltevermögen der Hornhaut, außerdem ist es entzündungshemmend.

Vitamin E, auch alpha-Tocopherol genannt, gibt es sowohl in natürlicher Form als auch als Vitamin-E-Acetat. Für den Lebensmittelbereich bevorzugen wir natürliches Vitamin E, in der Kosmetik hat sich dagegen Vitamin-E-Acetat (also eine Vitamin-E-Verbindung mit einem Salz der Essigsäure) durchgesetzt, da Vitamin-E-Acetat stabiler und hautverträglicher als natürliches Vitamin E ist.

## Kräuter – Balsam fürs Haar

In der Haarpflege haben Pflanzenextrakte schon lange Tradition. Sie sorgen nicht nur für einen guten Duft, sondern pflegen Haar und Kopfhaut. Darüber hinaus können sie dem Haar auch leichte Farbreflexe verleihen.

Im Prinzip kann man solche Auszüge aus getrockneten Pflanzen auch selber herstellen. Allerdings ist die Konzentration der Wirkstoffe in diesen wäßrigen Extrakten relativ gering. Da sie insbesondere in Shampoos und Spülungen nur sehr kurz einwirken, sind industriell gefertigte Pflanzenextrakte in der Regel wirksamer, weil ihre Wirkstoffausbeute höher ist. Doch fertige Pflanzenextrakte sind, da sie sehr schnell verderben, in der Regel konserviert und/oder in organischen Lösungsmitteln gelöst. Wir halten dies für vertretbar und haben eine eventuelle Konservierung dann angegeben. Wer sich mit diesen Zusätzen nicht anfreunden mag, kann natürlich auf den jeweiligen Extrakt verzichten.

## Birkenextrakt

Wir benutzen einen hochkonzentrierten Auszug aus Birkenblättern in wäßrig-alkoholischer Propylenglykollösung. Die Gerbstoffe, Flavonoide, Saponine und ätherischen Öle von *Betula pendula* addieren sich in ihrer Wirkung. Sie beeinflussen schlecht heilende Wunden und Hautausschläge positiv.

Birkenextrakt wird immer wieder eine haarwuchsfördernde Wirkung und eine Hemmung von Haarausfall nachgesagt. Es findet sich deshalb in so manchen käuflichen Haarwässern gegen die männliche Glatzenbildung. Wie wir bereits wissen, ist die Ursache

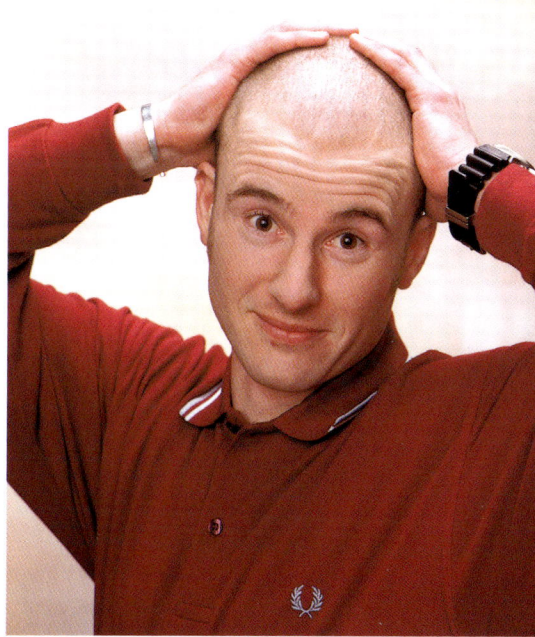

Abb. 7:   Die Haare so kurz zu tragen, daß der Eindruck einer Glatze entsteht, ist bei jungen Männern ein Trend.

der Glatzenbildung beim Mann die Empfindlichkeit seiner Haarfollikel gegenüber dem Hormon Dihydrotestosteron (siehe *Seite 11 f.*). Birkenextrakt kann hier nicht helfen, es handelt sich bei diesen Produkten um pure Geldschneiderei.

Wir nutzen statt dessen die leicht desinfizierenden und tonisierenden Eigenschaften des rötlich-braunen Pflanzenauszugs. Dieser sollte lichtgeschützt aufbewahrt werden.

### Brennesselextrakt

Brennesselextrakt wird aus normalen Brennesseln (*Urtica dioica*) gewonnen und wirkt durchblutungsfördernd auf die Kopfhaut. Er ist in Propylenglycol gelöst.

### Plantessenz HT

Bei unserer Plantessenz haben wir uns für eine Mischung aus sechs verschiedenen Pflanzenauszügen entschieden. In unseren Rezepten wird Plantessenz zur Behandlung von empfindlicher Kopfhaut sowie zur Pflege gesunder Haare eingesetzt. Bei den Kräutern handelt es sich um Fenchel, Hopfen, Kamille, Mistel, Schafgarbe und Zitronenmelisse in verdünnter alkoholischer Lösung extrahiert. Diese Kräuter ergänzen sich ideal:

● **Fenchel** (*Foeniculum vulgare*) wirkt auf der Kopfhaut reizmildernd und desinfizierend. Als Tee wird er gern innerlich gegen Blähungen verordnet.

● **Hopfen** (*Humulus lupulus*) wirkt aufgrund seiner Phytohormone (Pflanzenhormone) tonisierend, durchblutungsfördernd und entzündungshemmend. Hopfen beruhigt nicht nur bei innerer Einnahme, z. B. im Bier, unser Nervensystem, sondern auch bei äußerlicher Anwendung nervöse und überreizte Haut und Kopfhaut. Einige Menschen spülen ihre Haare mit Bier und nutzen auf diesem Weg die wertvollen Wirkstoffe des Hopfens. Der Extrakt in

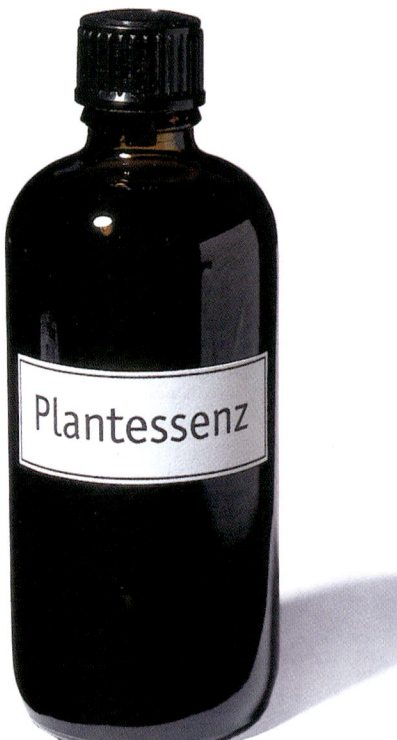

*Abb. 8: Plantessenz besteht aus sechs verschiedenen Pflanzenauszügen.*

unserer Plantessenz wird aus den Hopfenzapfen, das sind die Fruchtstände der weiblichen Pflanzen, gewonnen.

● **Echte Kamille** (*Matricaria recutita*) enthält als Hauptwirkstoffe Bisabolol und den bläulichen Farbstoff Chamazulen. Beide Verbindungen wirken antiirritierend und desinfizierend. Sie eignen sich damit hervorragend zur Behandlung von entzündeter sowie trockener und rissiger Haut. Außerdem enthält Kamille noch zwei weitere Inhaltsstoffe: die gelben Farbstoffe Apigenin

und Luteolinglykosid. Diese bewirken in Shampoos eine Aufhellung von blonden Haaren. Ein entsprechendes Shampoo mit reinem Kamillenextrakt finden Sie unter der Rubrik „Farbglanzshampoos" auf *Seite 82*.

● **Mistel** (*Viscum album*) beruhigt empfindliche Haut. Darüber hinaus wirkt sie antiseptisch und klärt auf diesem Weg fettige und unreine Haut.

● **Schafgarbe** (*Achillea millefolium*) ist in Deutschland, Italien, Rußland und den Balkanländern weit verbreitet. Ihr entzündungshemmender und antiseptischer Effekt beruht gleich auf verschiedenen Wirkstoffen. Dies sind neben ätherischen Ölen auch Gerbstoffe und Salicylsäure. Die Anwendung der Schafgarbe wird daher bei gereizter und hypersensibler Haut sowie Schuppen empfohlen.

● **Zitronenmelisse** (*Melissa officinalis*) hat einen angenehmen frischen Geruch und lindert Beschwerden bei empfindlicher Haut. Sie hat einen virostatischen Effekt, kann also Viren in ihrer Vermehrung behindern.

### Hennaextrakt

Henna spielt seit Jahrtausenden eine wichtige Rolle bei der Haut- und Haarkosmetik. In Asien und Nordafrika werden die Blätter und Stengel des Hennastrauchs zur Pflege und zum Färben von Haut und Haaren verwendet. Bei dem von uns verwendeten Hennaextrakt handelt es sich um einen industriell gefertigten wasserlöslichen Extrakt aus Hennablättern auf der Basis von Propylenglycol und Ethoxydiglycol. Der orange Extrakt sollte dunkel aufbewahrt werden und ist u. a. mit Parabenen vorkonserviert. Er verleiht dem Haar einen leicht roten Farbton und wird von uns u. a. im Farbglanzshampoo rot verwendet (siehe *Seite 82*).

## Kamillenextrakt

Es handelt sich um einen wasserlöslichen Kamillenextrakt in wäßriger Propylenglycollösung. Er enthält alle Wirkstoffe der Kamille (siehe *Seite 46*) und verleiht blondem Haar einen hellen, strahlenden Farbglanz.

## Kornblumenextrakt

Kornblumenextrakt ist ein wasserlöslicher braun-violetter Extrakt aus blauen Kornblumen (*Centaurea cyanus*). Da die blaue Farbe dieser Blüten im Auszug enthalten ist (mind. 1,9 %), kann dieser in Shampoos (siehe *Seite 82*) weißen oder hellgrauen Haaren einen vornehmen leichten Blauschimmer verleihen. Er überdeckt auch den Gelbanteil in grauem Haar, der dieses oft verblichen erscheinen läßt. Kornblumenextrakt ist in wäßrigem Propylenglycol gelöst.

*Abb. 9: Der Niembaum* Azadirachta indica *gilt in seiner Heimat Burma und Indien als Dorfapotheke und wird seit Jahrtausenden in der Kosmetik und Medizin verwendet.*

## Hamameliswasser

Hamamelis (Zaubernuß) wirkt entzündungshemmend, zusammenziehend und fördert den Heilungsprozeß. Es beruhigt außerdem die gereizte und irritierte Kopfhaut. Wir haben es deshalb in verschiedene Haarwässer hineingerührt, die in die Kopfhaut einmassiert werden.

## Meristemextrakt

Ein Meristem ist ein sich teilendes Pflanzengewebe. Es findet sich an der Wurzelspitze und im Vegetationspunkt des Sprosses. Meristemextrakt wirkt entzündungshemmend, heilend und kann sogar aggressive Sauerstoffradikale einfangen. Außerdem soll er antiallergisch wirken, d. h. allergischen Juckreiz lindern. Unser Meristemextrakt stammt aus den Schößlingen von Eichen.

## Rohstoffe des Niembaums

Beim tropischen Niembaum (*Azadirachta indica*) kann man sich sowohl die Blätter als auch die Samen mit dem darin enthaltenen fetten Öl nutzbar

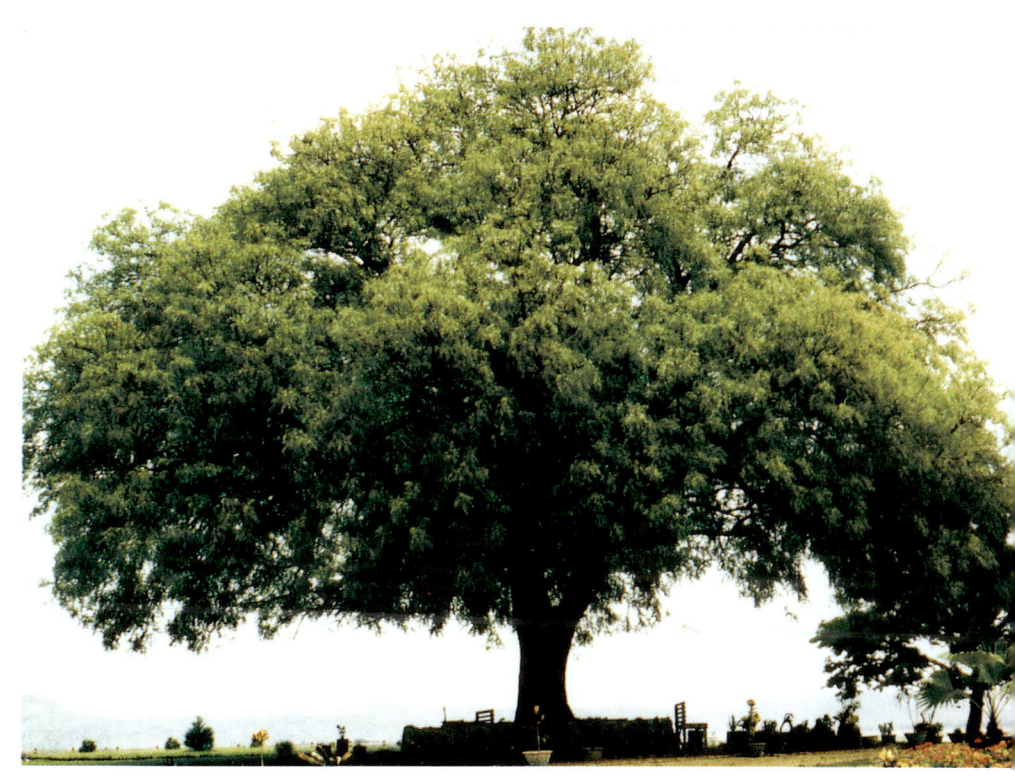

machen. Beide entfalten eine Wirkung als natürliches und völlig giftfreies Ungezieferbekämpfungsmittel und sind deshalb hervorragend für Ungeziefershampoos geeignet (siehe *Seite 74*).

**D**arüber hinaus haben sie pflegende Eigenschaften. Die Blätter sind unter anderem juckreizhemmend, das Öl hat auch eine starke Wirkung gegen Ekzeme und entzündliche Prozesse. Wir haben dafür gesorgt, daß es bereits einen fertigen alkoholischen Niemblätterextrakt gibt.
Unsere Niemblättertinktur wurde aus 25 Gramm Niemblättern in 100 Milliliter 70 %igem Alkohol gewonnen. Hier das Rezept zum Selbermachen:

### Niemblättertinktur

> 25 g  Niemblätter
> 100 ml  Alkohol (70 %)

Die Niemblätter zerstoßen oder zermahlen und mit dem Alkohol aufgießen. Das Ganze maximal eine Woche ziehen lassen und abfiltrieren.

Der Niembaum gilt in seiner Heimat Burma und Indien als Dorfapotheke und wird dort seit Jahrtausenden in der Medizin und Kosmetik verwendet. Ausführliche Informationen finden sich in dem Buch „Wunderbaum Niem".

### Walnußextrakt
Walnußextrakt reagiert mit dem Keratin in den Haaren und der Haut. Mit ihm kann also auch der Haut eine leichte

Nußbräune verliehen werden. In unserem Farbglanzshampoo für braunes Haar (siehe *Seite 82*) hinterläßt er einen leichten braunen Reflex im Haar. Walnußextrakt ist u. a. mit Paraben vorkonserviert und in wäßrigem Propylenglycol gelöst.

## Öle und Wachse für die Haarkosmetik

Nicht nur in Hautcremes, sondern auch in Haarkosmetika können pflegende Öle sehr nützlich sein. Zum einen fetten sie extrem trockene Haare, zum anderen pflegen sie auch die trockene Kopfhaut. Wir haben drei für die Haarkosmetik geeignete Öle ausgewählt, Sie können aber natürlich auch andere Kosmetiköle ausprobieren. In jedem Fall sollte das Öl mit Vitamin E oder unserem Antiranz (siehe *Seite 49*) gegen das Ranzigwerden stabilisiert werden. Pflanzenöle gehören lichtgeschützt in dunkle Flaschen.

### Algenöl
Algenöl ist ein Extrakt aus Braunalgen, der meist in Sojaöl aufbereitet ist. Das grüne Algenöl hat stark hautpflegende Eigenschaften.

### Jojobaöl
Jojobaöl ist strenggenommen kein fettes Öl, sondern ein flüssiges Wachs. Sein chemischer Aufbau zeigt Ähnlichkeit mit Walratöl, deshalb kann es dieses gut ersetzen und ist ein Grund

mehr, die Wale nicht zu jagen. Es stammt aus den nußartigen Samen einer tropischen Buchsbaumpflanze mit Namen *Simmondsia chinensis*. Jojobaöl macht Haut und Haar geschmeidig und ist ein hochwertiges Kosmetiköl. Es wird so gut wie nie ranzig.

### Mandelöl
Dieses Öl gehört zu den klassischen Kosmetikölen, ist sehr mild und ziemlich stabil gegen das Ranzigwerden. Es wird aus süßen Mandeln gewonnen.

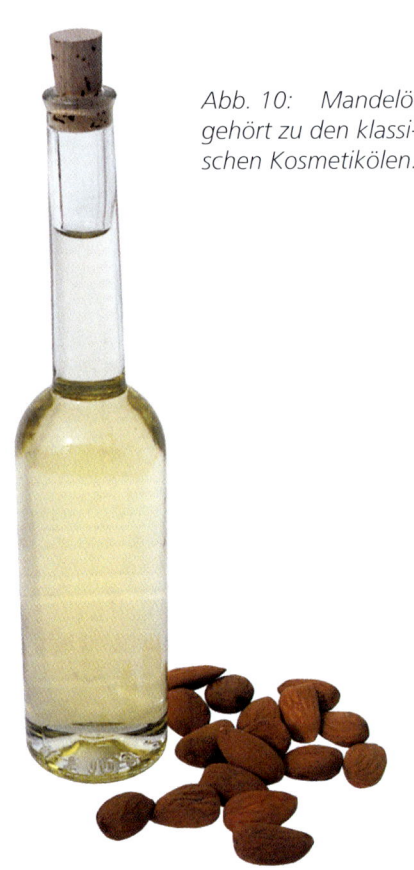

*Abb. 10: Mandelöl gehört zu den klassischen Kosmetikölen.*

### Weizenkeimöl

Weizenkeimöl ist ein sehr vitaminreiches Öl. Es wird, wie der Name verrät, aus Weizenkeimen gewonnen und hat stark pflegende Eigenschaften. Leider ist es nicht sehr lange haltbar.

### Antiranz

Mit unserem Antiranz nutzen wir die Tatsache, daß Vitamine Radikale einfangen und damit auch die Entstehung von schädlichen Abbauprodukten verhindern. Damit kann es die Haltbarkeit von Ölen um ca. sechs Monate verlängern. Antiranz enthält Vitamin-C- und Vitamin-E-Acetat, gelöst in Erdnußöl. Wir empfehlen, jedes frisch gekaufte Öl, auch wenn es für die Haarkosmetik verwendet wird, durch den Zusatz von Antiranz vor dem Ranzigwerden zu schützen. Pro 100 Milliliter Öl sollten vier Tropfen, pro Liter 40 Tropfen Antiranz zugesetzt werden. Antiranz sollte im Kühlschrank aufbewahrt werden.

### Spezielle Wirkstoffe gegen Schuppen

Kopfschuppen sind ein lästiges und meist langwieriges Übel. Die Ursachen haben wir ja bereits beschrieben: Die Talgdrüsen produzieren zuviel Talg. Dieser trocknet an der Hautoberfläche zu großen fettigen Schuppen ein, in denen sich Pilze und andere schädliche Mikroorganismen vermehren können (siehe *Seite 31*).

Schuppen entstehen aber auch bei zu trockenen Haaren: Weil die Talgdrüsen zu wenig Fett produzieren, lösen sich leicht kleine Hornschüppchen von Kopfhaut und Haaren, die dann auf Schulter und Rücken hinabrieseln. Das wird noch dadurch verstärkt, daß in der Kopfhaut durch die Mangelversorgung mit Talg die Zellteilung und damit die Produktion der Schuppen angeregt wird.

Auch aggressive Tenside können zur vermehrten Schuppenbildung führen, weil sie die Kopfhaut reizen. Da Schuppen ziemlich hartnäckig sind, kommt man ihnen nur mit einer längerfristigen Behandlung bei. Es war also wichtig, ein schonendes Mittel zu finden, das auch bei regelmäßiger Anwendung die Kopfhaut nicht reizt oder gar gesundheitsschädlich ist. Genau dies traf aber in der Vergangenheit auf viele der auf dem Markt befindlichen Anti-Schuppen-Shampoos zu und gilt auch heute noch für einige Shampoos, die in Apotheken verkauft werden. Sie enthalten nämlich Teer oder Ichthyol, der zwar gegen Schuppen hilft, aber auch krebserregende Stoffe enthält. Wegen seiner potentiellen Gesundheitsgefahren ist Teer mittlerweile in Kosmetikprodukten verboten. Allerdings findet man ihn noch in freiverkäuflichen medizinischen Shampoos, Kopfhautgels oder Haarwässern und in Cremes gegen Schuppenflechte. Wir haben schon bei den Recherchen zu unserem Buch „Cremes und sanfte Seifen" eine äußerst wirksame Alternative gegen Schuppen entdeckt, die keine schädlichen Nebenwirkungen hat.

### Pirocton Olamin

Hinter dem komplizierten Namen verbirgt sich eine Substanz, die die Zellteilungsaktivitäten auf der Kopfhaut verringert und außerdem die verklebten Schuppen gut von der Kopfhaut löst. Somit wirkt Pirocton Olamin sowohl gegen trockene als auch fettige Schuppen. Zusätzlich hemmt es das Wachstum von Bakterien und Pilzen. Das Gute daran: Man muß wirklich nur winzige Mengen des Stoffs ins Shampoo geben, 1 % reicht bereits aus, um eine Wirkung zu erzielen. Im Shampoo selbst wirkt Pirocton Olamin zusätzlich als leichter Konservierungsstoff. Für die chemisch Interessierten: Es ist ein Ethanolaminsalz.

Pirocton Olamin ist im Gegensatz zu vielen konventionellen Schuppenmitteln sehr gut hautverträglich, erst in höheren Konzentrationen kann es irritierend wirken.

### Bioschwefel HT

Unser Bioschwefel ist ein bräunliches, zähflüssiges Fluid, das an Rübenkraut erinnert. Der penetrante Geruch nach faulen Eiern macht aber sofort deutlich, daß hier Schwefel und keineswegs Rübenbestandteile gelöst wurde. Der schlechte Geruch ist jedoch die einzige negative Eigenschaft unseres Bioschwefels, in seiner Wirkung gegen Schuppen ist er nämlich äußerst überzeugend.

In der Dermatologie zählt Schwefel zu einem der ältesten Wirkstoffe, die bei der Behandlung von Akne und Seborrhöe verwendet werden. Die entscheidende Eigenschaft ist sein keratinaufweichender bzw. auflösender Effekt. Schwefel löst also die Schuppen, die ja aus Keratin bestehen, einfach auf. Dies funktioniert allerdings nur, wenn seine Teilchengröße 20 Mikrometer nicht überschreitet, damit sie auch ins Keratin eindringen können.

In unserem Bioschwefel sind die Schwefelpartikelchen an Fettsäureverbindungen angelagert, auf diesem Weg lassen sie sich leicht in Wasser und Alkohol lösen und können ohne Probleme in Shampoos und Spülungen hineingerührt werden. Bioschwefel ist gut haut- und schleimhautverträglich und völlig ungiftig. Der etwas unangenehme Schwefelgeruch verfliegt schnell.

### Harnstoff

Harnstoff ist tatsächlich, wie der Name andeutet, im Harn enthalten. Das geruchlose weiße Pulver wird vielseitig in der Kosmetik und Hautmedizin eingesetzt. So verbessert Harnstoff die Schleimhautverträglichkeit bei schäumenden Seifen, Badezusätzen und Shampoos. Außerdem bindet er die Feuchtigkeit der Hornhaut und wirkt wundheilend, entzündungshemmend und desinfizierend. In kosmetischen Mitteln wird er in Konzentrationen bis zu 5 % verwendet, in höheren Konzentrationen benutzen ihn Hautärzte wegen seiner dann hornhautschälenden Wirkung z. B. bei Schuppenflechte.

## Hilfsstoffe

### Festigerpulver HF 64

Bei diesem Festiger handelt es sich um ein weißes Pulver, chemisch ein Copolymer – ein Gemisch aus zwei Polymeren – auf Erdölbasis. Es löst sich langsam in Alkohol. In Gels und Haarsprays zeigt es hervorragende festigende Eigenschaften.

### Gelbildner HT

Seine Funktion steckt in seinem Namen. Zum Andicken läßt sich der Gelbildner zwar in Wasser einstreuen, neigt dann allerdings zur Klümpchenbildung. Wir empfehlen deshalb, den Gelbildner zunächst in unserem kosmetischen Haar- bzw. Basiswasser zu lösen, danach läßt sich das Wasser problemlos zufügen. Der Gelbildner geliert jetzt, ohne zu klumpen. Er kann in Fluids, Cremes, Lotionen, Haargels u.ä. eingearbeitet werden und ist völlig ungiftig. Chemisch handelt es sich um ein Natriumpolyacrylat.

### Glycerin

Glycerin ist eine ölig wirkende Flüssigkeit, die allerdings gut wasserlöslich ist, da es sich um einen Alkohol, genauer gesagt um einen dreiwertigen Alkohol, handelt. Glycerin bindet Wasser und verhindert so ein schnelles Austrocknen.

### Milchsäure

Milchsäure entsteht bei der Herstellung von Joghurt, Quark und Käse aus dem in der Milch enthaltenen Milchzucker und ist für das typische Aroma dieser

Sauermilchprodukte mitverantwortlich. Milchsäure ist eine natürliche Säure und hautfreundlich. In unseren Rezepten ist sie quasi der „Partner" von Haarchitin. Dieses Eiweiß aus Krebspanzern (siehe *Seite 43*) ist schwer wasserlöslich. Die Erfahrung hat gezeigt, daß der Zusatz von wenig Milchsäure den Lösungsvorgang wesentlich erleichtert. Die Milchsäure hat in unseren Rezepten lediglich eine Hilfsfunktion.

### Kosmetisches Haarwasser D-95 % – Kosmetisches Basiswasser D-95 %

Alkohol oder Weingeist ist in der Bundesrepublik besteuert, egal ob wir ihn trinken oder für die kosmetische Anwendung nutzen. Um dieser Steuer zumindest im Kosmetikbereich zu entgehen, haben wir zu einem Trick gegriffen. Wir haben unseren 95 %igen Weingeist leicht parfümiert (1 % Duftzusatz) und mit D-Panthenol (0,5 %) (siehe *Seite 43*) versetzt. Damit entspricht er nicht mehr den Voraussetzungen für Trinkalkohol (davon würden wir auch dringend abraten), sondern kann bereits in dieser Form als fertiges Haarwasser oder Gesichtswasser verwendet werden. Der Unterschied zwischen kosmetischem Haarwasser und kosmetischem Basiswasser besteht lediglich im Duftzusatz. Alternativ können Sie auch Isopropylalkohol (Isopropanol) benutzen. Dieser Alkohol kann ohnehin nicht getrunken werden und unterliegt somit auch keiner Steuer. Er hat allerdings einen relativ starken und unangenehmen Eigengeruch, außerdem enthält er kein hautpflegendes D-Panthenol, dieses sollte dann mit einem Anteil von 0,5% zusätzlich ins Rezept gegeben werden.

### LV 41

Um ätherische Öle mit Wasser, insbesondere in den Haarwässern, zu verbinden, haben wir einen Lösungsvermittler verwendet. Es ist unser bereits seit langem bewährter LV 41, ein nichtionischer Lösungsvermittler auf Ricinusölbasis. LV 41 ist gut haut- und schleimhautverträglich. Er enthält keine Konservierungsstoffe und sollte kühl und nach dem Öffnen nicht länger als drei Monate gelagert werden. Es empfiehlt sich, wenn Sie die Produkte mit ätherischen Ölen versetzen, diese zuerst mit LV 41 zu mischen. Da der Lösungsvermittler sehr zähflüssig ist, ist es am besten, ihn mit einer Pipette oder einem Meßlöffel zu dosieren.

### SoFiW

SoFiW ist ein wasserlöslicher UV-Filter, der in leicht alkalisiertem Wasser gelöst ist. Er eignet sich hervorragend als Lichtschutz für das Haar und sorgt in unserem Wetgel (siehe *Seite 80*) für einen Lichtschutzfaktor von ca. 3.

### Kalweg

Kalweg besteht aus gesundheitlich völlig unbedenklicher 50%iger Zitro-

*Abb. 11: Ihre selbstgemachte Haarkosmetika können Sie mit ätherischen Ölen beduften.*

nensäure. Sie kennen die Substanz vielleicht aus unserem Waschmittelbaukasten, wo sie als Entkalker eingesetzt wird. Wir verwenden Kalweg in unseren Shampoorezepten, um deren pH-Wert auf ca. 5 zu senken, das Shampoo also saurer zu machen. Dadurch wird es einerseits noch hautfreundlicher, da ein pH-Wert von 5 etwa dem der Haut entspricht, andererseits wirkt der etwas saurere pH-Wert leicht verdickend. Alternativ können Sie in den Rezepten auch die gleiche Menge Zitronensaftkonzentrat zusetzen.

## Geruchsstoffe

Die Rohstoffe in unseren Shampoos, Spülungen etc. haben – wie bei Rohstoffen üblich – nicht immer einen angenehmen Eigengeruch, sie „duften" z.B. nach Schwefel. Dieses Problem hat auch die Kosmetikindustrie. Bei Fertigkosmetik wird deshalb in der Regel mit Parfümzusätzen gearbeitet. Tatsächlich besteht die Hauptaufgabe der Parfümeure gar nicht in der Kreation neuer Modeparfüms, sondern im Beduften von Seifen, Cremes, Shampoos, Lotions, Waschpulvern usw. Welche – eventuell allergenen – Duftstoffe dabei verwendet werden, bleibt das Geheimnis der Firmen. Auf der Zutatenliste sind die einzelnen Stoffe nämlich nicht aufgeführt.

Wenn Sie Ihre selbstgemachte Haarkosmetika beduften wollen, haben Sie den großen Vorteil, den jeweiligen Zusatz selber auswählen zu können. Das ist besonders dann wichtig, wenn Sie auf bestimmte Parfümstoffe oder ätherische Öle empfindlich oder gar allergisch reagieren.

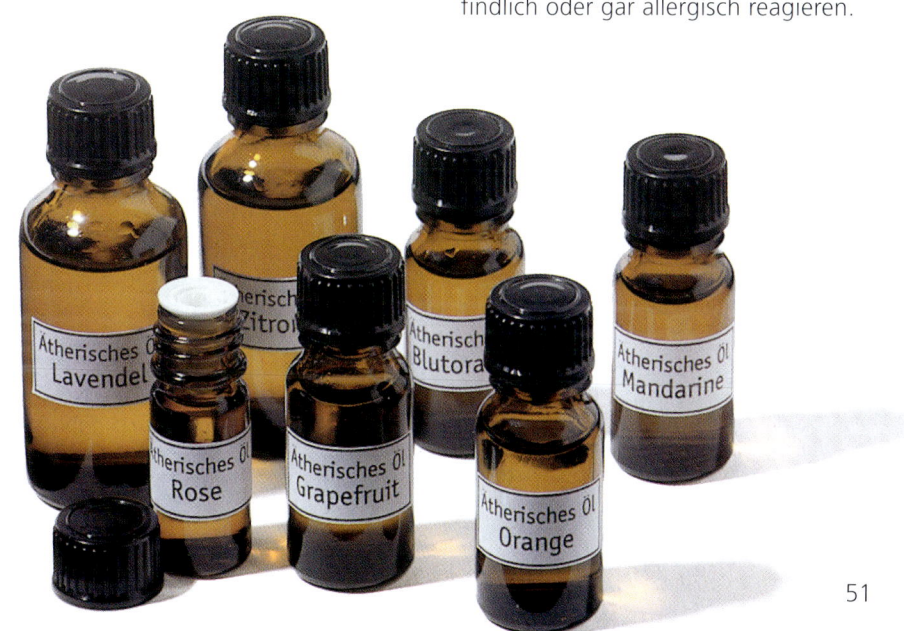

Unseren Rezepten können Sie etwa 20 Tropfen ätherisches Öl zugeben. Sie können aber auch einige Tropfen Ihres Lieblingsparfüms, z.B. aus dem Hobbythek-Parfümbaukasten, hineinrühren.

### Ätherische Öle

Im Prinzip eignen sich alle ätherischen Öle zum Beduften Ihrer Haarkosmetik. Sehr angenehm im Geruch sind die Zitrusdüfte wie Orange, Blutorange, Mandarine, Grapefruit und Zitrone. Einen eher klassischen Charakter verleihen Lavendel, Rose und Rosmarin. Natürlich kann man sich auch von der Aromatherapie anleiten lassen und Zusätze wählen, die entweder die Kopfhaut beruhigen (Kamille, Melisse) oder auch beim Inhalieren eine positive Wirkung entfalten (Eukalyptus gegen Bronchialinfekte usw.). Genauere Informationen finden sich in dem neuen Buch von Kurt Schnaubelt, herausgegeben von Jean Pütz, „Praxis der Neuen Aromatherapie".

### Teebaumöl

Dieser Tausendsassa braucht eigentlich gar nicht mehr vorgestellt zu werden, denn er ist nicht nur in der Hobbythek äußerst populär und beliebt. Teebaumöl wirkt gegen Bakterien, Viren und Pilze und desinfiziert leicht.

### Parfümdüfte

Wer eine Duftkomposition bevorzugt, kann auf die Basisdüfte aus unserem Parfümbaukasten zurückgreifen. Diese sind auch einzeln erhältlich. Es besteht aber auch die Möglichkeit, einige Tropfen eines fertigen Parfüms, das Sie persönlich benutzen, in die Haarkosmetik zu rühren. Dann hüllen Sie sich quasi von Kopf bis Fuß in den gleichen Duft. Als Richtwert können Sie 20 Tropfen Parfüm auf 200 Milliliter Shampoo oder Spülung geben, aber die Intensität des Duftes bleibt letztendlich Ihrem persönlichen Geschmack überlassen.

### Farbpigmente

Für den großen Auftritt am Abend, aber auch, um einem tristen Regentag einen bunten Farbtupfer zu verleihen, eignen sich unsere Farbpigmente fürs Haar. Damit lassen sich einzelne Strähnen farbig hervorheben oder der ganze Schopf z.B. mit einem zartgoldenen Schimmer überziehen.

Der Farbeffekt wird durch spezielle wasserunlösliche Farbpigmente hervorgerufen, die mit dem Haar keine Verbindung eingehen, sondern nur äußerlich an ihm haften und sich problemlos ausbürsten oder auswaschen lassen. Wir verwenden in unserer Haarmascara und unserem bunten Haargel unterschiedliche Perlglanzpigmente.

*Abb. 12:    Die Perlglanzpigmente der Hobbythek.*

### Die Perlglanzpigmente der Hobbythek

Die Farbpalette der Pigmente reicht von den Grundfarben Rot, Gelb, Blau bis zu schimmernden Bronze-, Gold- und Silbertönen. Der Perlglanzeffekt kommt zustande, wenn das Licht an mikroskopisch dünnen Schichten unterschiedlich stark gebrochen wird und sich die einzelnen reflektierten Strahlen dabei überlagern. Diese Überlagerung nennt man Interferenz.
Bei einer Perle beispielsweise lagern hauchdünne, durchsichtige Kalk- und Eiweiß-

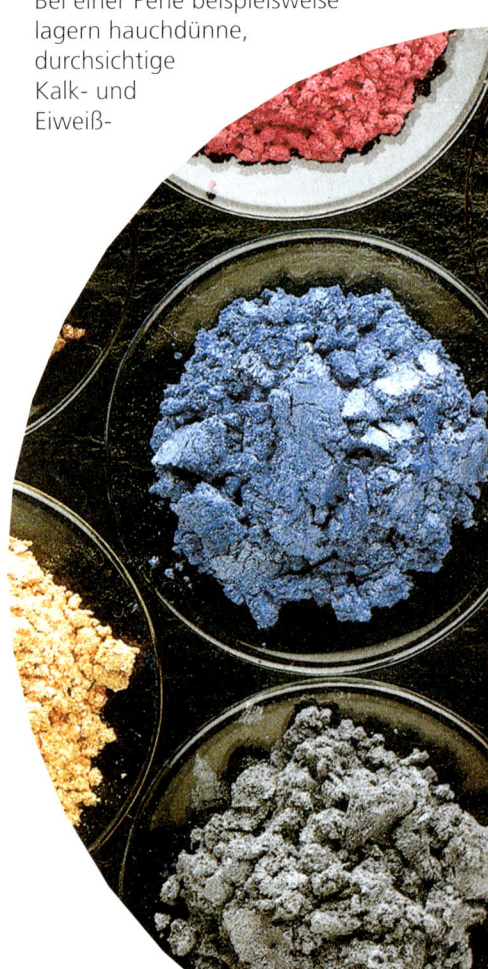

schichten übereinander, die das auftreffende Licht unterschiedlich (teil-)-reflektieren. Bei unseren Perlglanzpigmenten entsteht der Perlmutteffekt durch ein Mineral mit dem Namen Glimmer. Es ist völlig ungiftig und wird in besonders reiner Form vor allem in Indien und Südamerika gewonnen. Dieser Glimmer ist in kleine Plättchen gebrochen und, um den Glitzereffekt zu verstärken, mit Titandioxid überzogen. An den unterschiedlich dicken Schichten dieser beschichteten Plättchen wird das Licht unterschiedlich stark gebro-

chen, und es entstehen die verschiedenen Farbeindrücke. Um allerdings besonders brillante Farben zu erhalten, wird dieser Effekt noch durch Zugabe von anorganischen und organischen Farbpigmenten verstärkt, die sich ebenfalls an die Glimmerplättchen anlagern. Unsere Pigmente sind völlig ungiftig und gut haut- und schleimhautverträglich.

## Kampf dem Schimmel und Co. – die Konservierung

Wenn ein industriell gefertigtes Shampoo oder eine Spülung fertig verpackt vom Fließband rollen, dann sind sie auf ein langes Leben vorbereitet. Zwei Jahre müssen sie mindestens halten, ohne zu verderben. Um das zu gewährleisten, rührt der Hersteller in der Regel einen ganzen Cocktail an Konservierungsstoffen in sein Produkt. Das dient natürlich auch dem Schutz der Kunden, denn wer will sich schon mit dem Shampoo beispielsweise einen Mikropilz oder andere schädliche Organismen in die Kopfhaut einmassieren!

Leider hat die Sache aber einen Haken: Konservierungsstoffe können in höherer Konzentration die Haut irritieren. Außerdem sind viele Menschen gegen manche dieser Stoffe allergisch. Ein guter Grund also, sich Shampoo, Spülung und Kur selbst anzurühren, denn für den Hausgebrauch ist eine Haltbarkeit von drei bis vier Monaten völlig

ausreichend – entsprechend weniger Konservierungsmittel werden benötigt. Beim Shampoo können wir sogar ganz auf eine Konservierung verzichten, wenn es relativ schnell verbraucht wird.

Unkonserviert halten sich unsere Shampoos sechs bis acht Wochen – vorausgesetzt, Sie lassen es bei der Zubereitung und Aufbewahrung nicht an der nötigen Hygiene fehlen. Dazu gehört, daß die Shampooflasche eine möglichst kleine Öffnung haben sollte – was ja auch die Dosierung erleichtert – und nach jedem Gebrauch wieder verschlossen wird. Außerdem empfehlen wir, für die Zubereitung des Shampoos destilliertes oder frisch abgekochtes Wasser zu verwenden. Spülungen und Kuren sollten Sie wegen der darin enthaltenen Proteine generell konservieren. Unser Nuratin P und das Silkprotein sind darüber hinaus bereits vom Hersteller leicht vorkonserviert, da es sich um Flüssigprodukte mit hohem Eiweißanteil handelt, die leicht verderben. Zur Konservierung wurde Paraben verwendet. Wer darauf allergisch reagiert, kann Nuratin P und Silkprotein im Verhältnis 1:1 durch Elastinpulver ersetzen, das nicht haltbar gemacht ist.

### Paraben K

Paraben K ist im wesentlichen eine Mischung aus Methyl- und Propylparaben. Methylparaben wirkt gegen Bakterien und Propylparaben zusätzlich noch gegen Pilze. Die beiden Substanzen ergänzen sich in ihrer Wirkung. Außerdem enthält unser Paraben K noch den antimikrobiellen Duftstoff Benzylalkohol und Farnesol, ein Wirkstoff, der auch im ätherischen Öl vieler Pflanzen vorkommt. Er hemmt das Bakterienwachstum. Paraben ist ein mildes Konservierungsmittel und wird sogar in Lebensmitteln eingesetzt. Ein Zusatz von zehn Tropfen Paraben K auf 100 Milliliter reicht für eine Haltbarkeit von drei Monaten aus, bei 20 Tropfen auf 100 Milliliter sind es fünf bis sechs Monate. Eine weitere Erhöhung der Konzentration verlängert die Haltbarkeit nicht mehr.

Parabene gehören zu den ältesten Konservierungsstoffen der Kosmetik. Sie werden bereits seit den 20er Jahren verwendet und haben sich in ihrer Hautverträglichkeit entsprechend lange bewährt. Dennoch reagieren manche Menschen allergisch darauf. Deshalb sollten Sie vor der Verwendung einen einfachen Allergietest machen (siehe *Seite 55*).

### Sanfte Konservierung mit Düften: BioKon HT

Auch wenn unser Paraben K in den meisten Fällen wirklich völlig unbedenklich ist, haben wir nach einer

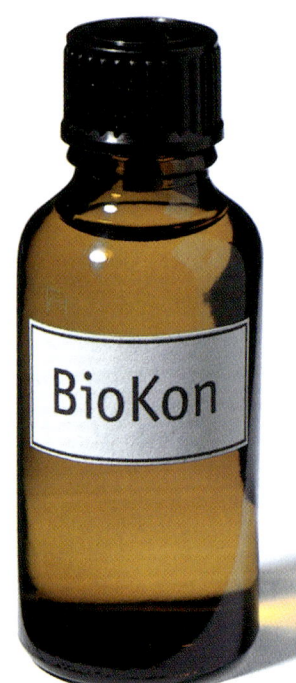

*Abb. 13:    BioKon HT – die neue konservierende Duftmischung der Hobbythek.*

noch sanfteren Konservierungsmöglichkeit gesucht – und sie gefunden. Es handelt sich nicht um ein Konservierungsmittel im klassischen Sinne, sondern um eine Mischung verschiedener antimikrobiell wirkender Duftstoffe, die sich gegenseitig in ihrer Wirkung unterstützen. Man nennt das einen synergistischen Effekt. Diese Duftstoffe, die weder allergisierend noch sensibilisierend wirken, sind in der Lage, schädliche Pilze und Bakterien in ihrem Wachstum zu hemmen – und somit unsere Spülungen und Kuren haltbarer zu machen.

Die Wirkung dieser Duftkombination in unseren Rezepturen haben wir durch einen für industriell gefertigte Kosmetik vorgeschriebenen Keimbelastungstest untersuchen lassen.

Dazu wurden eine unserer Spülungen und eine Kur mit besonders hohem Proteinanteil (hier ist die Gefahr der Verkeimung am größten) in einem unabhängigen Fachlabor mit fünf verschiedenen Mikroorganismen verunreinigt, darunter z. B. Colibakterien und Hefepilze. In mehreren Zeitabständen wurde dann gemessen, ob unser Bio-Kon in der Lage ist, diese Keime an der Vermehrung zu hindern bzw. sogar abzubauen. Nach 28 Tagen stand das Ergebnis fest: BioKon hat die Erwartungen erfüllt, d. h. mit einer Zugabe von 1 % BioKon (ein Gramm oder 30 Tropfen in 100 Gramm Rezeptur) sind unsere Spülungen und Kuren ausreichend konserviert und mindestens ein halbes Jahr haltbar. Und noch ein Plus für die Umwelt: BioKon HT ist vollständig biologisch abbaubar.

Wenn Ihnen der Duft des Bio-Kons nicht zusagt, können Sie außerdem ätherische Öle unterrühren und der Haarpflege damit Ihre ganz persönliche Note geben. Diejenigen, die den Geruch nicht mögen, können alternativ natürlich auf Paraben K zurückgreifen.

## Ein einfacher Allergietest

Sollten Sie den Verdacht haben, auf manche Substanzen allergisch zu reagieren, empfiehlt sich ein kleiner Allergietest. Am besten eignet sich dafür der Innenarm, weil die Haut dort besonders dünn ist. Tragen Sie die entsprechenden Substanzen vor dem Schlafengehen auf die Haut auf – am besten verdünnt. Bei unserem Konservierungsmittel Paraben K sollten Sie einen Tropfen in zwanzig Tropfen fettes Öl, z.B. Mandelöl oder Speiseöl, einrühren. Decken Sie die Stelle mit einem Pflaster ab und lassen Sie die Substanz 12, 24 oder 48 Stunden einwirken. Schauen Sie zwischendurch immer einmal nach, wie die Haut reagiert. Wollen Sie ganz sicher gehen, können Sie den Test nach acht Tagen wiederholen. Es könnte nämlich sein, daß Sie beim ersten Mal nur sensibilisiert wurden und die Allergie erst beim zweiten Test offen zutage tritt.

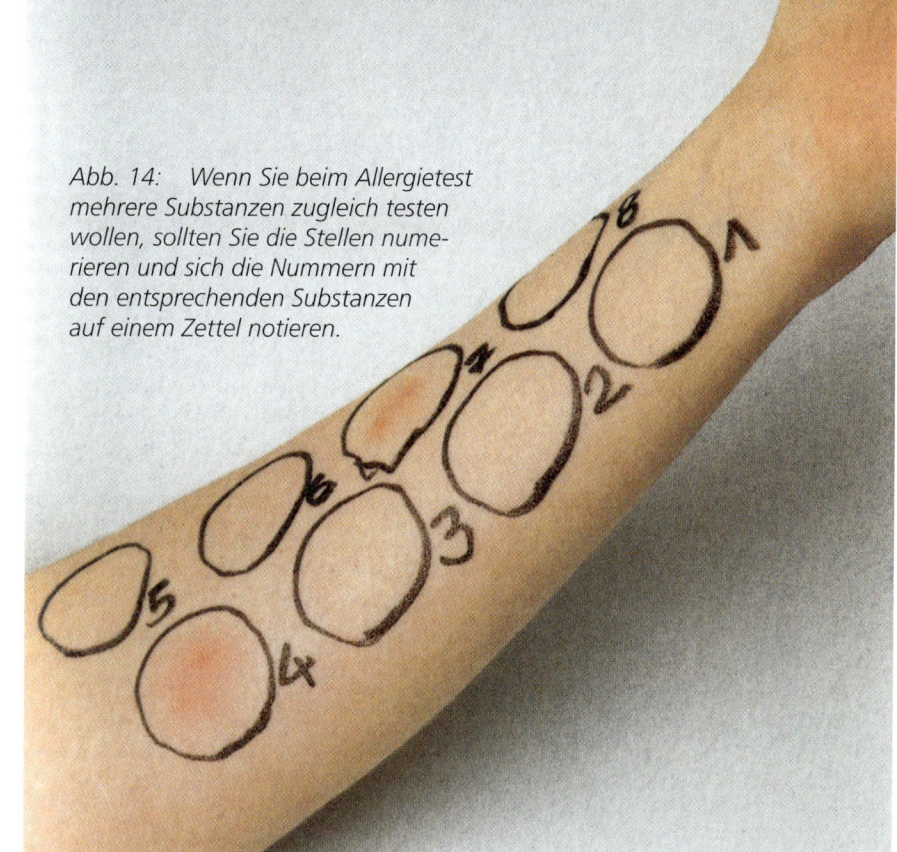

*Abb. 14:    Wenn Sie beim Allergietest mehrere Substanzen zugleich testen wollen, sollten Sie die Stellen numerieren und sich die Nummern mit den entsprechenden Substanzen auf einem Zettel notieren.*

# Die Hobbythek-Pflegeserien für Ihren speziellen Haartyp

Glaubt man den Versprechungen der Kosmetikindustrie, dann leisten Shampoo, Spülung und Haarkur wahre Wunderdinge – sogar Streicheleinheiten fürs Haar verspricht ein Hersteller. Die Hobbythek bleibt da lieber auf dem Boden der Tatsachen. Ein Shampoo ist dazu da, die Haare, abgestimmt auf den jeweiligen Haartyp, möglichst schonend zu reinigen, die Spülung verbessert Kämmbarkeit, Glanz und Griffigkeit der Haare, und eine Haarkur soll die Wirkung der jeweiligen Inhaltsstoffe von Shampoo und Spülung unterstützen. Entsprechend enthalten unsere Shampoos vor allem mild reinigende Tenside und die auf den Haartyp abgestimmten Wirkstoffe, Kalweg oder Zitronensaftkonzentrat zur Einstellung des pH-Werts, ein Verdickungsmittel und nach Geschmack ätherische Öle für den Duft.

Eine Spülung wird nur in die Haare, nicht aber in die Kopfhaut einmassiert. Deshalb sind hier Wirkstoffe, z. B. gegen Schuppen oder fettige Haare, fehl am Platze. Die entscheidenden Inhaltsstoffe einer Spülung sind einerseits der kationische Filmbildner gegen die Aufladung der Haare und Proteine für bessere Kämmbarkeit, mehr Glanz und Fülle. Je nach Haartyp enthalten die Spülungen entsprechend mehr oder weniger dieser Zusatzstoffe. Bei fettigen Haaren z. B. ist jedes Zuviel an Pflege verhängnisvoll, da die Haare klebrig und pappig wirken würden.

Die Haarkuren werden je nach Haartyp ins Haar, z. B. bei geschädigten Haaren, oder auch in die Kopfhaut, z. B. bei Schuppen, einmassiert. Durch ihre Einwirkungszeit von drei bis fünf Minuten sollen sie dort die Wirkung der auch im Shampoo enthaltenen Substanzen verstärken. Haarwässer sind speziell für die Anwendung auf der Kopfhaut gedacht. Sie werden nicht ausgespült, sondern ihre Wirkstoffe werden erst bei der nächsten Haarwäsche wieder entfernt. Haarwässer werden am besten in die nasse Kopfhaut einmassiert, können aber auch im trockenen Haar verwendet werden. Eine gesunde Kopfhaut benötigt in der Regel keine regelmäßige Pflege mit einem Haarwasser, bei Reizungen oder bei besonderer Beanspruchung, z. B. durch häufiges Fönen, können sie jedoch sehr hilfreich sein. Deshalb haben wir auch ein mildes Haarwasser für die gesunde Kopfhaut kreiert.

Natürlich sind wir keine Puristen. Auch wenn wir Dauerwellen und Haarcolorationen zumindest im „Do it yourself"-Bereich skeptisch gegenüber stehen, so halten wir peppige Fönfrisuren, bunte Strähnen oder gar exotische Hennamalereien durchaus für interessant und schmückend. Im Anschluß an unsere Pflegerezepte gibt es deshalb noch etwas dekorative Kosmetik.

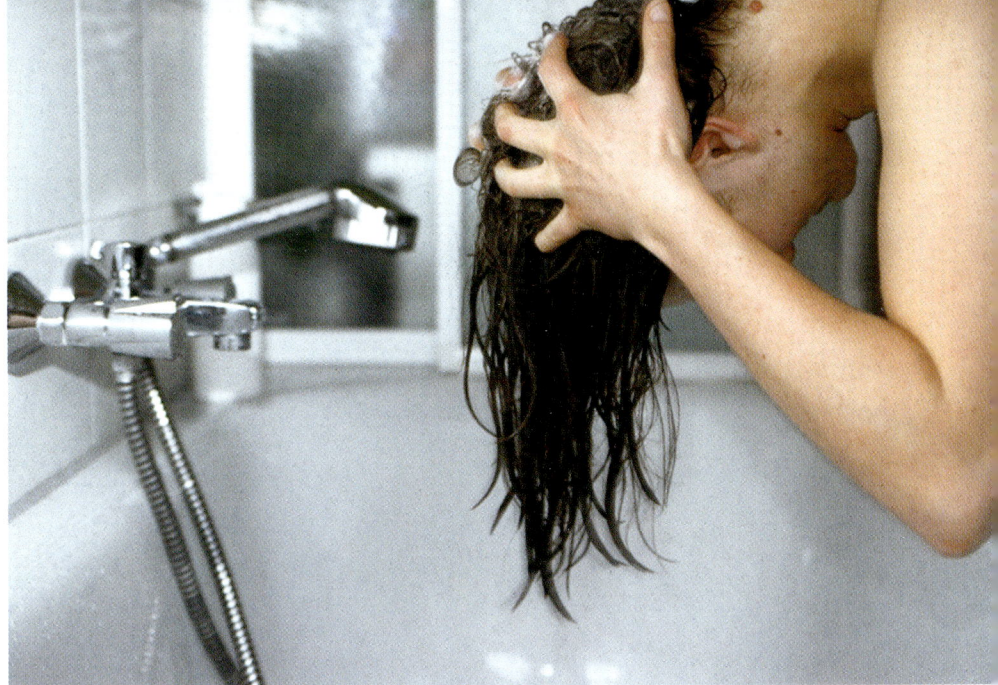

## Ein paar Tips vorweg

### Richtiger Umgang mit Shampoo, Spülung, Kur und Haarwasser

#### Haare waschen

Zwar benutzen die meisten Menschen ihr ganzes Leben lang Shampoos, dennoch besteht über deren Anwendung bei vielen eine gewisse Unsicherheit: wie oft, wie viel usw.? Für ein normales Shampoo und natürlich auch für unsere Shampoos gilt, daß die Haare vor dem Shamponieren gekämmt und dann sehr naß gemacht werden. Je nach Haarlänge nimmt man eine kirsch- bis pflaumengroße Menge Shampoo in den Handteller und verteilt diese im nassen Haar. Haare gut durchschäumen und Kopfhaut leicht massieren. Dann Shampoo mit Wasser gründlich ausspülen.

Wer seine Haare oft, also täglich oder jeden zweiten Tag, wäscht, oder wer nur stoppelkurzes Haar hat, kann in der Regel auf einen zweiten „Waschgang" verzichten, da die Haare selbst – von wenigen Ausnahmen abgesehen – nicht schmutzig sind. Wer seine Haare dagegen nur ein- oder zweimal pro Woche wäscht, sollte auf jeden Fall ein zweites Mal shamponieren. Für die Häufigkeit der Haarwäsche gibt es keine einheitliche Regel. Wer sehr fettiges Haar hat, wird es schon aus ästhetischen Gründen täglich waschen;

das gleiche gilt für Menschen, die ständig starkem Schmutz ausgesetzt sind. In allen übrigen Fällen ist die tägliche Haarwäsche völlig überflüssig. Die meisten Menschen haben mit der Zeit den Rhythmus gefunden, der für ihr Haar und ihre Kopfhaut am besten geeignet ist. Übrigens kann sich dieser durchaus ändern. Eine Dauerwelle trocknet beispielsweise fettiges Haar aus, so daß dieses nun seltener gewaschen werden muß.

#### Haare spülen

Nachdem das Haar gewaschen ist, empfiehlt sich für die bessere Kämmbarkeit eine Spülung. Dies ist besonders bei langem Haar wichtig. Außerdem können mit der Spülung spezielle Pflegestoffe ins Haar gebracht werden.

Ins frisch gewaschene, nicht frottierte Haar wird je nach Haarlänge ein kirsch- bis pflaumengroßer Klecks Spülung sehr gleichmäßig verteilt, dann wieder gründlich auswaschen. Das Haar fühlt sich augenblicklich besser an und läßt sich nun leicht durchkämmen. Falls nach der Haarwäsche eine Haarkur verwendet wird, sollte auf die Spülung verzichtet werden, andernfalls wird das Haar zu schwer.

Abb. 1:  Shampoo im nassen Haar verteilen und gut durchschäumen.

### Eine Kur fürs Haar

Zur intensiven Haar- und gegebenenfalls Kopfhautpflege eignet sich eine Haarkur besonders gut. Da die Kur drei bis fünf Minuten einwirken muß, sollte das Haar nach dem Waschen erst einmal frottiert werden, andernfalls tropft während der Wartezeit Wasser heraus.

Je nach Haarlänge wird ein walnuß- bis mandarinengroßer Klecks Haarkur gleichmäßig im Haar verteilt. Dabei können Sie die einzelnen Haarsträhnen mit den Fingern regelrecht einreiben. Wenn die Kur kopfhautpflegende Stoffe enthält, sollte diese auch leicht in die Kopfhaut einmassiert werden. Nach drei bis fünf Minuten gründlich ausspülen. Das Haar fühlt sich nun angenehm weich an und ist gut kämmbar. Wenn Sie eine Haarkur verwenden, sollten Sie auf die Spülung verzichten, da das Haar sonst sehr schwer wird. Haarkur nicht öfter als einmal in der Woche anwenden.

### Haarwasser – spezielle Pflege für die Kopfhaut

Haarwässer entfalten keine pflegenden Eigenschaften im Haar und gehören deshalb auf die Kopfhaut. Dazu wird das Haarwasser am besten mit einer Pipette oder einer Plastikflasche mit feiner Sprühdüse aufgeträufelt und dann gut einmassiert. Dichtes oder langes Haar sollten Sie dazu am besten abschnittsweise scheiteln, da das Haarwasser am Scheitel besonders gut aufgebracht werden kann. Man gibt es

am besten ins nasse Haar, es kann aber auch auf die trockene Kopfhaut aufgetragen werden. Das gilt allerdings nicht für Haarwässer mit wenig Alkohol, z.B. Haarwasser bei trockenem Haar. Dieses sollte auf jeden Fall ins nasse Haar gegeben werden, da es nicht „verfliegt" und die Haar somit gründlich durchnäßt werden. Haarwasser kann jeden Tag benutzt werden.

## Die Grundausstattung

Wenn Sie Ihre Haarpflege und -kosmetik selbst herstellen wollen, empfiehlt es sich, einige Utensilien anzuschaffen: Zum Abmessen und Zusammenrühren sollten Sie sich zwei Bechergläser mit einem Fassungsvermögen von 400 bzw. 600 Millilitern, einen Glasstab zum

Rühren, evtl. eine 10-Milliliter-Meßpipette, eine Tropfpipette (1 Milliliter), unsere Hobbythek-Meßlöffel (1 und 2,5 Milliliter Fassungsvermögen) und pH-Stäbchen, um den Säuregrad zu messen, anschaffen. Diese einmalige Ausgabe lohnt sich in jedem Fall.

Die flüssigen Wirkstoffe lassen sich am besten mit der Pipette dosieren, für größere Flüssigkeitsmengen eignet sich zusätzlich noch ein Haushaltsmeßbecher oder ganz professionell ein gläserner Meßzylinder mit 100 bzw. 250 Milliliter Volumen. Feste Stoffe sollten Sie mit einer Küchenwaage (am besten Digitalwaage) mit 1- oder höchstens 2-Gramm-Einteilung abwiegen. Wir haben uns darüber hinaus bemüht, die Mengen – wenn möglich – auch in Meßlöffeln anzugeben.

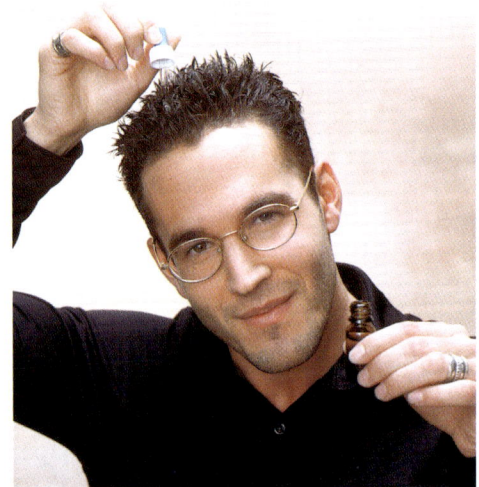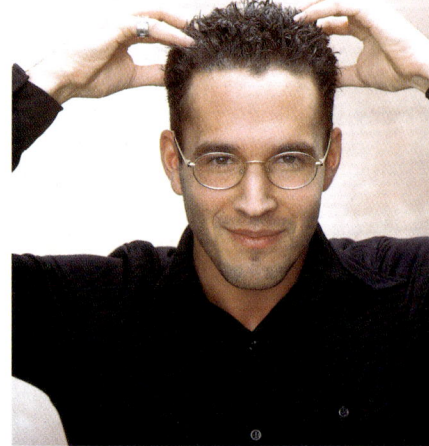

*Abb. 2: Haarwasser mit der Pipette aufträufeln und dann gut einmassieren.*

Da einige Rezepte auf 80 bis 85 °C erwärmt werden müssen, ist ein Thermometer, das diesen Bereich abdeckt, am besten aber von 0 bis 100 °C reicht, notwendig.

## Umgang mit den Rohstoffen

Zwar sind unsere Rohstoffe sehr mild, da wir sie jedoch in reiner, also hochkonzentrierter Form verwenden, können sie schon einmal die Haut bzw. Schleimhaut reizen. Doch dies gilt schließlich auch für andere im Haushalt verwendete Substanzen, wie etwa Essig. Während die Essigessenz ätzend auf die Haut wirkt, ist die verdünnte Form, also unser Speiseessig, ein Lebensmittel mit vielfältigen Verwendungsmöglichkeiten.

**D**er Umgang mit Rohstoffen erfordert etwas Aufmerksamkeit: Nicht direkt mit der Haut oder Schleimhaut in Kontakt bringen. Falls dies unbeabsichtigt geschieht, mit klarem Wasser abspülen. Dazu gehört übrigens auch, daß Gefäße und natürlich der Arbeitsplatz nach der Herstellung der Haarkosmetik gründlich gereinigt werden müssen.
Reste gehören nicht in den Ausguß oder in den normalen Haushaltsmüll, son-

*Abb. 3:    Diese Grundausstattung benötigen Sie zum Anrühren Ihrer Haarkosmetik.*

dern sind, da es sich um konzentrierte Chemikalien handelt, Sondermüll. Die Läden, die traditionell unsere Produkte führen, nehmen solche Reste zurück und entsorgen sie fachmännisch.

## Die richtigen Gefäße

Um eine gute Haltbarkeit zu erzielen, sollten die selbstgemachten Shampoos, Spülungen und Haarwässer in lichtundurchlässige oder dunkle Gefäße gefüllt werden. Geeignet sind zum einen gut schließende (braune oder grüne) Glasflaschen, die sich leicht reinigen und somit mehrfach verwenden lassen. Zum anderen sind undurchsichtige Plastikflaschen günstig, sie gibt es auch mit einer Düse, die ein genaues Dosieren ermöglicht. Entscheidend für die Wie-

derverwendung ist in jedem Fall, daß die Flasche rückstandslos gereinigt werden kann. Dazu heiß ausspülen und danach am besten noch einige Minuten lang auskochen. Wer über einen Sterilisator für Babyflaschen verfügt, kann diesen selbstverständlich auch für diesen Zweck verwenden (Achtung: Flasche vorher gut spülen).

**W**enn die Flaschen nicht ausgekocht werden, können Rückstände darin verbleiben, auf denen sich Mikroorganismen wie Bakterien oder Pilze ansiedeln, die die Haltbarkeit unserer Produkte erheblich gefährden und insbesondere für die Kopfhaut gesundheitlich schädlich sein können.

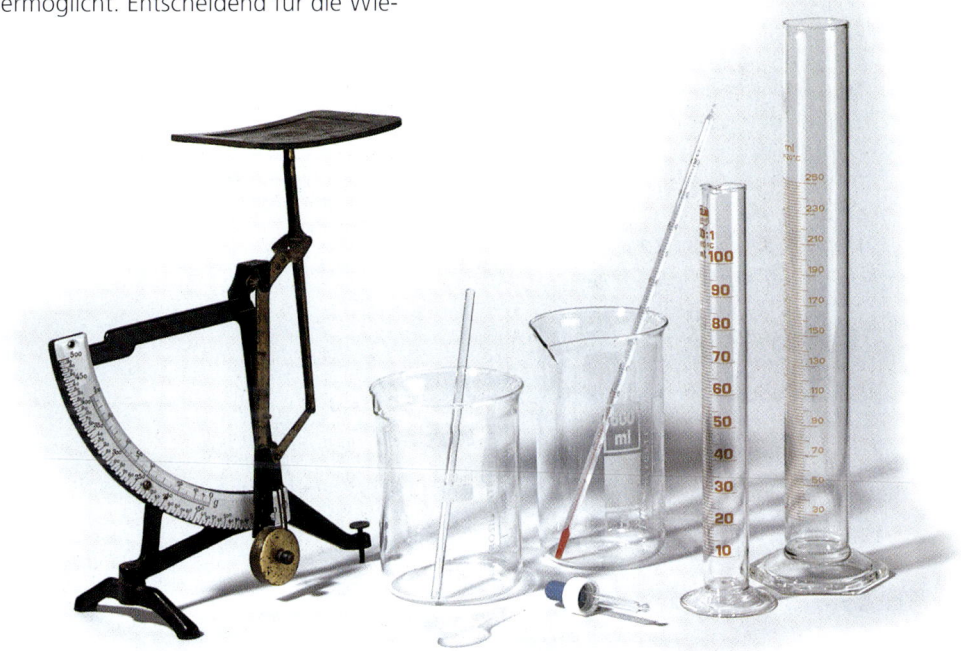

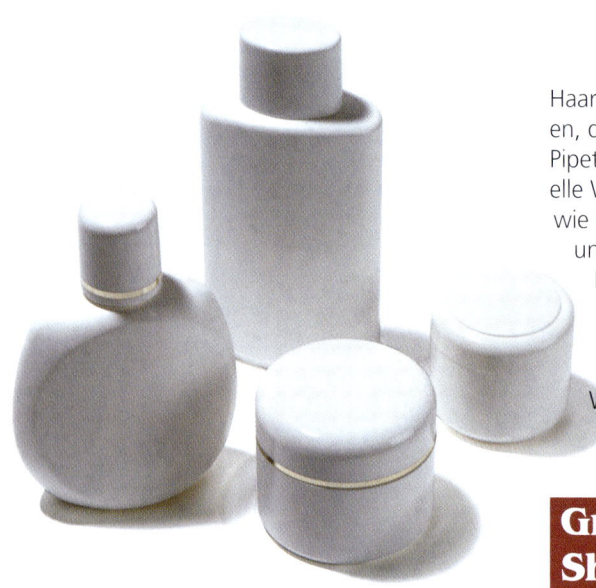

Abb. 4: *Für eine möglichst lange Halt-barkeit sollten Sie vor allem Spülungen und Haarkuren in lichtundurchlässigen Gefäßen aufbewahren.*

Für Haarkuren und Haargel eignen sich Kosmetiktiegel oder dunkle Schraubglä-ser, Haarspray sollte in eine Pumpspray-dose mit sehr feinem Sprühkopf gefüllt werden, Haarfluid läßt sich am besten in einem kleinen Pumpspender (wie für Flüssigseife verwendet) aufbewahren, Haarmascara gehört in eine Mascara-hülle.

### Der Haarpflegebaukasten

Wer die Rohstoffe nicht einzeln kaufen will, für den haben wir einen Haarpfle-gebaukasten zusammengestellt. Er ent-hält alle Rohstoffe zum Mixen der Basis-rezepte (Shampoo, Spülung, Kur und Haarwasser), außerdem einige Utensili-en, die Sie zum Anrühren benötigen wie Pipette, Rührstab, Meßlöffel usw. Spezi-elle Wirkstoffe für einzelne Haartypen wie Proteine, Kräuterextrakte etc. und unsere beiden Konservierungsstoffe Paraben K und BioKon sind im Haarpflegebaukasten jedoch nicht enthalten und müssen einzeln ge-kauft werden, da wir Ihnen die Wahl überlassen wollen.

## Grundrezepte: Shampoo, Spülung, Kur & Co.

Um Ihnen das Anrühren Ihrer Haarpfle-geserie möglichst einfach zu machen, haben wir für Shampoo, Spülung, Kur und Haarwasser je-weils ein Basisrezept entwickelt. Sie finden diese Basisrezepte ganz am Anfang des Rezeptteils (siehe *unten*). Die Basismi-schungen für Shampoo, Spülung und Kur können Sie auch fertig in den Lä-den kaufen, die traditionell die Hobby-thek-Rohstoffe vertreiben (siehe *Be-zugsquellenverzeichnis*).

In diese Rezepturen werden dann die auf den jeweiligen Haartyp abgestimm-ten Wirk- und Pflegestoffe hineinge-rührt. Wegen der besseren Über-sichtlichkeit führen wir die Rezepte nach Haartypen getrennt auf. Sie fin-den also im Rezeptteil eine komplette Pflegeserie für schnell nachfettende Haare, für Schuppen, für trockene Haa-re etc.

### Tensidmischung HT für Shampoos der Hobbythek

| | |
|---|---|
| 50 g | Facetensid |
| 30 g | Betain |
| 4 g | (ca. ¾ Meßl.) Sanfteen |

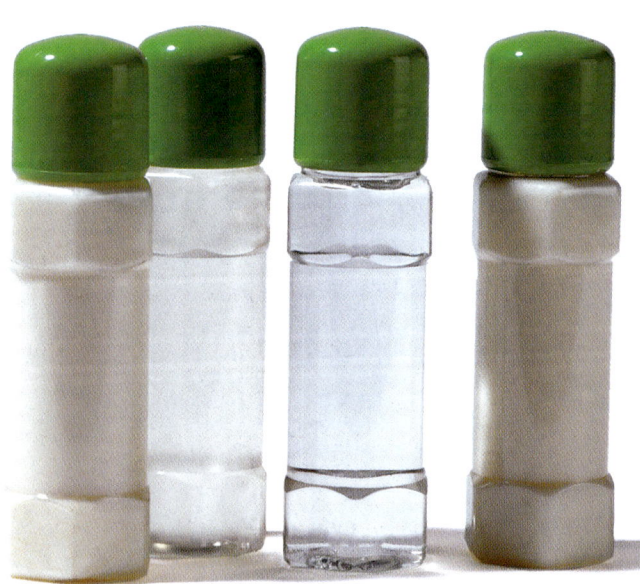

Abb. 5: *v. l. n. r.: Tensidmischung HT, Basisspülung, Haarwasserbasis und Kurbasis.*

Facetensid, Betain und Sanfteen mit einem Glasstab im Becherglas gründlich, aber nicht zu schnell verrühren. Achtung: Sanfteen ist recht fest und löst sich nur schwer in den anderen Tensiden, nach der Zugabe des in den einzelnen Rezepten aufgeführten Wassers löst es sich dann aber ohne Probleme. Die Tensidbasismischung kann nun den jeweiligen Rezeptvorschriften entsprechend weiter verarbeitet werden. Sie braucht nicht konserviert zu werden. Wir werden dafür sorgen, daß unsere Tensidmischung schon fertig in den im *Bezugsquellenverzeichnis* aufgeführten Läden angeboten wird.

Einige Shampoos neigen dazu, stärker zu schäumen, wenn die Zutaten zusammengerührt werden. Dieser Schaum löst sich nach einiger Zeit aber von selbst auf. Sollten Sie Schwierigkeiten damit haben, das Shampoo in die Flasche abzufüllen, nehmen Sie einen kleinen Haushaltstrichter zu Hilfe.

### Grundrezept Haarspülung
Bei der Herstellung ist es wichtig, die einzelnen Phasen gut miteinander zu mischen. Ansonsten besteht die Gefahr, daß sich die Phasen absetzen und die Spülung einen flüssigen Bodensatz hat. Sollte Ihnen das passieren, müssen Sie die Flasche vor jeder Anwendung schütteln, damit sich die Bestandteile wieder verbinden.
Für alle, denen die Herstellung zu aufwendig ist, werden wir uns bemühen, daß die Basisspülung bereits fertigge-

mischt in den im *Bezugsquellenverzeichnis* genannten Läden angeboten wird. Für die Experimentierfreudigen aber nun die Zutaten zum Selbermixen. Hier das Rezept für etwa 200 Milliliter Spülung:

### Basisspülung

*Phase 1:*
  80 ml  frisch abgekochtes Wasser
1 Meßl.  Haarchitin HT
   8 Tr.  Milchsäure

Haarchitin HT in das noch heiße Wasser geben und Milchsäure zutropfen. Diese Mischung am besten mit dem Pürierstab aufschäumen. Falls Sie keinen Pürierstab besitzen, tut es auch ein Mixer (nur mit einem Stab rühren) oder unter Umständen auch ein Schneebesen oder eine Gabel, dann muß sehr gründlich gerührt bzw. geschlagen werden.

*Phase 2:*
  1 g  (2 kl. Meßl.) Haarguar HT
95 ml  frisch abgekochtes Wasser
  4 g  (1 geh. Meßl.) Haarsoft HT

*Abb. 6:   Phase 1 am besten mit einem Pürierstab aufschäumen, ebenso mit Phase 2 verfahren. Dann beide Phasen zusammengeben und gründlich verquirlen. Cetylalkohol und die Mischung aus Phase 1 und 2 vorsichtig erwärmen und miteinander verrühren.*

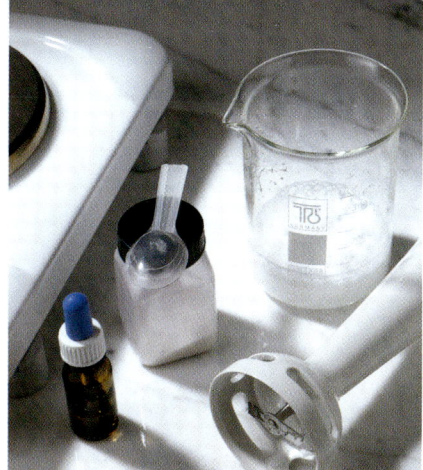

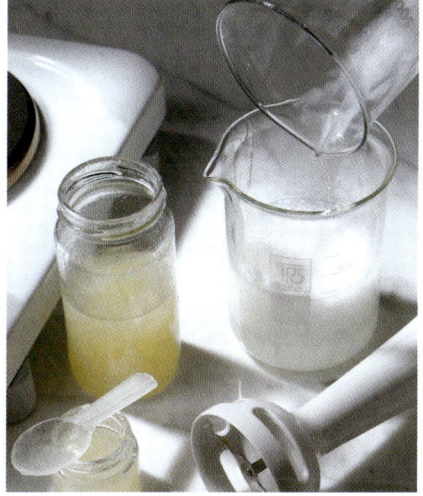

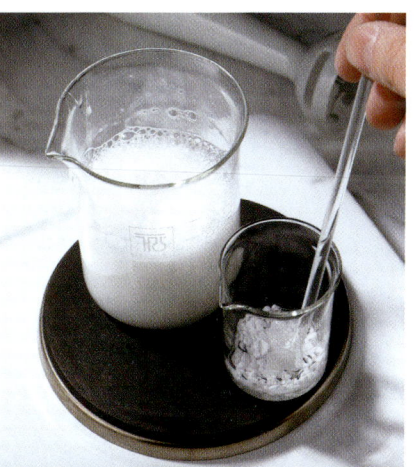

Haarguar HT in ein Becherglas geben, das noch heiße Wasser zugeben und rühren, bis das Pulver sich aufgelöst hat, dann Haarsoft unterrühren. Auch dieses Gemisch wie Phase 1 aufschäumen.

Phase 1 und 2 zusammengeben und einige Minuten gründlich verquirlen, am besten wieder mit dem Pürierstab (siehe *Seite 61*). Es bildet sich ein Schaum.

*Phase 3:*
6 g  Cetylalkohol

*Konservierung:*
2 ml  (60 Tr.) BioKon HT oder
      40 Tr. Paraben K

Cetylalkohol vorsichtig auf kleinster Stufe auf der Herdplatte oder im Wasserbad aufschmelzen. Auf derselben Platte das Gemisch aus Phase 1 und 2 unter Rühren auf 80–85 °C erhitzen, dabei Temperatur mit einem Thermometer kontrollieren. Gemisch dann in die geschmolzene Phase 3 geben und wieder sehr gründlich vermengen (Pürierstab). Es bildet sich eine weiße Emulsion.

Nun die Spülung ca. eine halbe Stunde abkühlen lassen, in dieser Zeit treten Luftblasen aus. Danach werden die Wirkstoffe, die in den einzelnen Rezepten angegeben sind, gründlich untergerührt.
Die Spülung ist leicht verderblich und muß in jedem Fall nach dem Abkühlen auf etwa 30 °C konserviert werden. Sie

hält dann ca. sechs Monate. Sollten Sie sie nur unregelmäßig verwenden und daher langsamer verbrauchen, können Sie einen Teil der Spülung einfrieren. Dieser kann dann später ohne Qualitätsverlust aufgetaut und verwendet werden. Übrigens erreicht die Spülung erst Stunden nach der Herstellung ihre endgültige und gewünschte Konsistenz.
Während des Abkühlens empfiehlt es sich, die Spülung im Becherglas hin und wieder umzurühren oder – sollten Sie sie bereits in eine Flasche gefüllt haben – diese zu schütteln, um zu verhindern, daß sich die Phasen wieder trennen.

## Grundrezept Haarkur
Bei der Herstellung dieser Kurbasis ist es wie bei der Spülung sehr wichtig, die Phasen gut miteinander zu vermischen, da sich sonst unter Umständen ein flüssiger Bodensatz bildet. Sollte Ihnen das passieren, versuchen Sie, die Kur noch einmal mit einem Glasstab aufzurühren.

Für alle, denen die Herstellung zu aufwendig ist, werden wir uns bemühen, daß die Kurbasis bereits fertiggemischt in den im *Bezugsquellenverzeichnis* genannten Läden angeboten wird. Für die Experimentierfreudigen aber nun die Zutaten zum Selbermixen.
Die folgende Mischung ergibt ca. 180 Milliliter.

## Kurbasis

*Phase 1:*
    1 g  (2 kl. Meßl.) Haarguar
150 ml  frisch abgekochtes Wasser
1 Meßl.  Haarchitin HT
   8 Tr.  Milchsäure

Haarguar in ein Becherglas geben, das heiße Wasser zufügen und Pulver unter Rühren auflösen. Haarchitin HT hineinrühren und Milchsäure dazu tropfen. Diese Mischung nach Möglichkeit mit dem Pürierstab, einem Haushaltsmixer oder – falls beides nicht vorhanden ist – mit einem Schneebesen oder einer Gabel gründlich durchrühren (ca. 2 min).

*Phase 2:*
2 g  (1 Meßl.) D-Panthenol

D-Panthenol in Phase 1 geben und mit dem Pürierstab gut untermischen.

*Phase 3:*
12 g  Cetylalkohol
 4 g  (1 geh. Meßl.) Haarsoft HT
 4 g  Sheabutter
 2 g  (1 Meßl.) Vitamin-E-Acetat

*Konservierung:*
2 ml  (60 Tr.) BioKon HT
      oder 40 Tr. Paraben K

Die Bestandteile der Phase 3 zusammengeben und auf dem Herd bei kleinster Stufe oder im Wasserbad aufschmelzen. Mischung aus Phase 1 und 2 auf etwa 80–85 °C (Thermometer!) erwärmen und in Phase 3 mit dem Pürierstab, Mixer oder Glasstab gründlich einrühren. Es entsteht

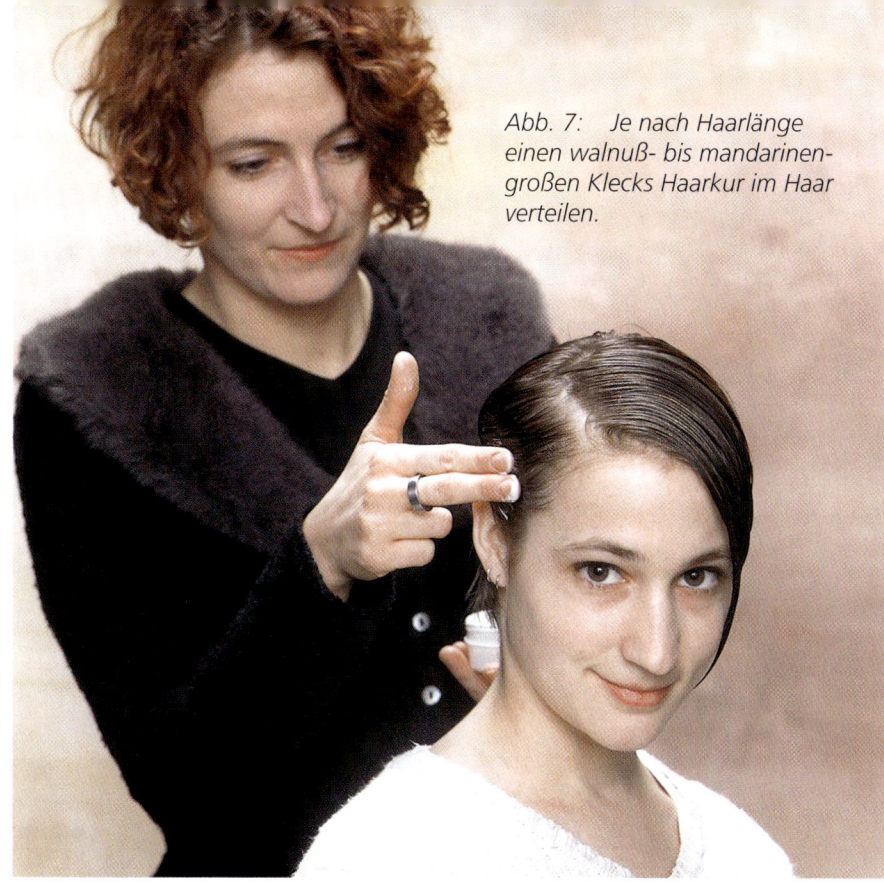

Abb. 7: Je nach Haarlänge einen walnuß- bis mandarinengroßen Klecks Haarkur im Haar verteilen.

eine weiße Emulsion. Anschließend die Wirkstoffe aus den dem Haartyp entsprechenden Rezepten zusetzen.

Die Kur muß nach dem Abkühlen auf etwa 30 °C konserviert werden (BioKon HT oder Paraben K) und wird am besten in eine Cremedose oder in ein Schraubglas gefüllt. Nach einigen Stunden wird sie fest. Während des Abkühlens empfiehlt es sich, die Kur hin und wieder umzurühren, um sicherzugehen, daß sich die Phasen nicht wieder voneinander trennen.

## Haarwasserbasis

| | |
|---|---|
| 60 ml | dest. Wasser |
| 40 ml | kosmetisches Haarwasser oder Basiswasser D-95% |

Wasser und kosmetisches Haar- bzw. Basiswasser D-95% miteinander vermischen. Diese Basis für unser Haarwasser ist eine verdünnte alkoholische Lösung, die bereits das im Alkohol gelöste

D-Panthenol enthält (siehe *Seite 43*). Sollten Sie statt des Basiswassers Weingeist oder Isopropylalkohol verwenden wollen, müssen Sie zusätzlich noch zwei Gramm (einen Meßlöffel) pflegendes D-Panthenol zugeben.

Diese Lösung desinfiziert leicht, trocknet die Kopfhaut jedoch nicht aus. Die meisten Wirkstoffe lassen sich sehr gut darin lösen. Haarwässer werden am besten in dunklen Glasflaschen mit Pipetteneinsatz oder einer undurchsichtigen Plastikflasche mit feiner Sprühdose aufbewahrt.

## Die richtige Pflege für jedes Haar

### Rezepte für normales Haar

Normales Haar neigt weder zum schnellen Nachfetten, noch ist es brüchig, widerspenstig oder schwer frisierbar. Normales Haar ist gesund und glänzend und macht seinem Träger keine Schwierigkeiten – vorausgesetzt es wird sanft und schonend gereinigt. Probleme kann es aber auch bei normalem Haar geben, z. B. Kopfhautreizungen nach einer Coloration oder Dauerwelle oder Schuppenbildung nach der Anwendung aggressiver Tenside. In solchen Fällen können Sie auf ein Haarwasser oder ein Shampoo aus der Pflegeserie für entsprechende Problemfälle zurückgreifen. Fürs erste jedoch hier die Rezepte für normale ungeschädigte Haare.

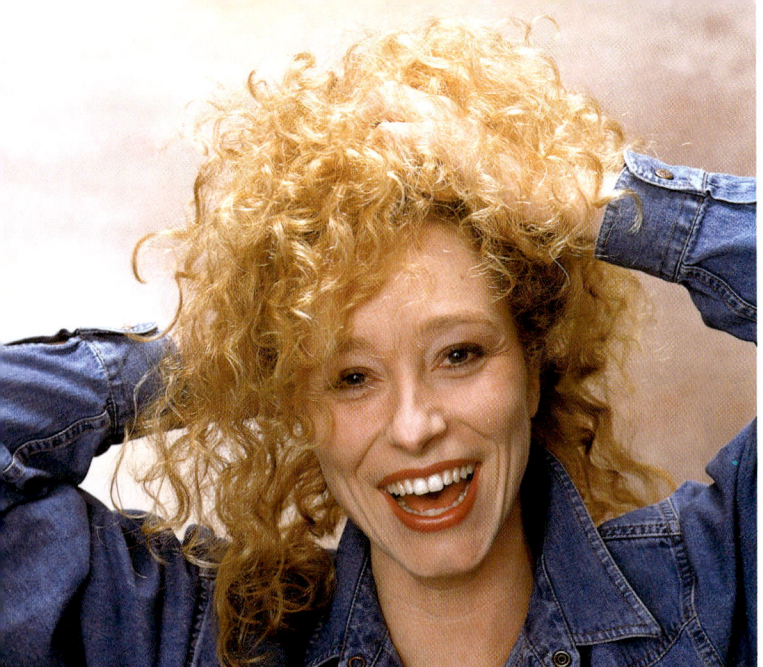

*Abb. 8: Gesundes Haar ist kräftig und glänzend und macht keine Probleme.*

## Shampoo für normales, kräftiges Haar

| | |
|---|---|
| 0,5 g | (1 kl. Meßl.) Haarguar |
| 100 ml | abgekochtes oder dest. Wasser |
| 84 g | Tensidmischung HT (siehe *Seite 60*) |
| evtl. 20 Tr. | ätherisches Öl oder Parfümöl |
| 2 ml | (1 knapper Meßl.) Silkprotein |
| 2 g | (1 knapper Meßl.) D-Panthenol |
| 6 ml | (3 knappe Meßl.) Plantessenz |
| 1 ml | Kalweg oder Zitronensaftkonzentrat |
| ca. 12 g | (ca. 5 Meßl.) Rewoderm |
| evtl. 2 ml | (60 Tr.) BioKon oder 40 Tr. Paraben K |

Haarguar in ein Becherglas geben, das noch warme Wasser zugeben und Pulver unter Rühren darin auflösen. Dann in die Tensidmischung rühren. Falls gewünscht ätherisches Öl zur Parfümierung mit einem Glasstab in die Tensidmischung einrühren. Silkprotein, D-Panthenol und Plantessenz zugeben. Mit Kalweg oder Zitronensaftkonzentrat den pH-Wert auf ca. 5 einstellen. Zuletzt Rewoderm portionsweise gründlich in die Mischung rühren. **Vorsicht:** Rewoderm dickt erst nach ca. einer Minute an. Geben Sie deshalb zunächst lieber etwas weniger zu und dicken Sie bei Bedarf nach. Sollte das Shampoo dennoch aus Versehen zu fest werden, etwas Wasser nachgießen. Jetzt nach Bedarf Konservierungsmittel zusetzen.

## Shampoo für normales Haar

| | |
|---|---|
| 0,5 g | (1 kl. Meßl.) Haarguar |
| 105 ml | abgekochtes oder dest. Wasser |
| 84 g | Tensidmischung HT (siehe *Seite 60*) |
| evtl. 20 Tr. | ätherisches Öl oder Parfümöl |
| 2 g | (1 knapper Meßl.) D-Panthenol |
| 6 ml | (3 knappe Meßl.) Plantessenz |
| 4 ml | (1½ Meßl.) Vithaar |
| 1 ml | Kalweg oder Zitronensaftkonzentrat |
| ca. 12 g | (ca. 5 Meßl.) Rewoderm |
| evtl. 2 ml | (60 Tr.) BioKon oder 40 Tr. Paraben K |

Haarguar in ein Becherglas geben, das noch warme Wasser zugeben und Pulver unter Rühren darin auflösen. Dann in die Tensidmischung rühren. Falls gewünscht ätherisches Öl zur Parfümierung mit einem Glasstab in die Tensidmischung einrühren. D-Panthenol, Plantessenz und Vithaar zugeben. Mit Kalweg oder Zitronensaftkonzentrat den pH-Wert auf ca. 5 einstellen. Zuletzt Rewoderm portionsweise gründlich in die Mischung rühren. **Vorsicht:** Rewoderm dickt erst nach ca. einer Minute an. Geben Sie deshalb zunächst lieber etwas weniger zu und dicken Sie bei Bedarf nach. Sollte das Shampoo aus Versehen zu fest werden, etwas Wasser nachgießen. Jetzt nach Bedarf Konservierungsmittel zusetzen.

## Haarspülung für normales Haar

200 ml  Basisspülung (siehe *Seite 61*)

*Zusatzstoffe:*
2 ml  (1 knapper Meßl.) Silkprotein
2 g  (1 Meßl.) D-Panthenol
20 Tr.  Pflanzenöl, z.B. Mandel-,
   Jojoba- oder Weizenkeimöl

Silkprotein, D-Panthenol und Öl abmessen und mit einem Glasstab in die Basisspülung rühren, fertig. Anwendung wie auf *Seite 57* beschrieben.

## Haarkur für normales Haar

ca. 180 g  Kurbasis (siehe *Seite 62*)

*Zusatzstoffe:*
6 ml  (3 knappe Meßl.) Plantessenz
2 ml  (1 knapper Meßl.) Silkprotein

Wirkstoffe mit einem Glasstab in die Kurbasis rühren, fertig. Anwendung wie auf *Seite 58* beschrieben.

## Haarwasser zur Pflege der gesunden Kopfhaut

100 ml Haarwasserbasis (siehe *Seite 63*)

*Zusatzstoffe:*
5 Tr.  Meristemextrakt
2 ml  (1 Meßl.) Plantessenz
evtl. 20 Tr.  ätherisches Öl bzw.
   Parfümöl mit
   1 Meßl. LV 41 versetzt

Wirkstoffe dem Grundrezept Haarwasser zusetzen und vermischen. Anwendung wie auf *Seite 58* beschrieben.

## Rezepte für dünnes, feines Haar

Dünnem, feinen Haar fehlt das Haarmark, das in kräftigen Haaren in der Mitte des Haarschaftes sitzt. Die Dicke der Haare ist naturgegeben und hängt in den meisten Fällen von der Haarfarbe ab. Rote Haare beispielsweise sind in der Regel sehr fein.

Bei feinem Haar ist ein sanftes Shampoo nötig, mit dem man es unter Umständen täglich waschen kann. Durch ein Zuviel an Pflegestoffen würde das Haar unnötig beschwert und pappig.

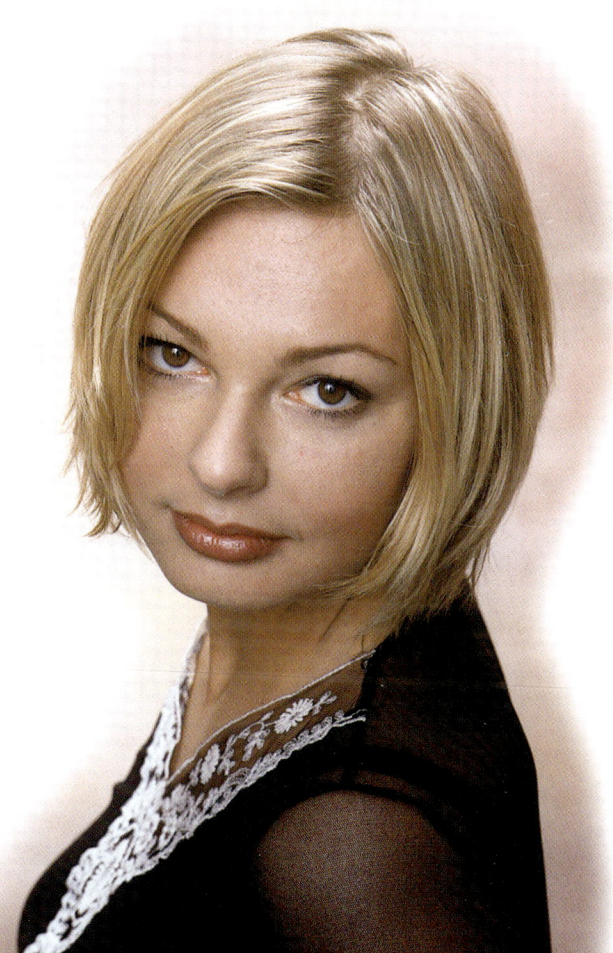

*Abb. 9:  Dünnes, feines Haar darf nicht überpflegt werden und benötigt einen exakten Schnitt, der die Haare fülliger wirken läßt.*

### Shampoo für dünnes, feines Haar

| | | |
|---:|---|---|
| 0,5 g | (1 kl. Meßl.) | Haarguar |
| 100 ml | abgekochtes oder | |
| | dest. Wasser | |
| 84 g | Tensidmischung HT | |
| | (siehe *Seite 60*) | |
| evtl. 20 Tr. | ätherisches Öl oder | |
| | Parfümöl | |
| 1 Meßl. | Elastinpulver P | |
| 2 g | (1 knapper Meßl.) | |
| | D-Panthenol | |
| 6 ml | (3 knappe Meßl.) | |
| | Plantessenz | |
| 4 ml | (1½ Meßl.) Vithaar | |
| 1 ml | Kalweg oder | |
| | Zitronensaftkonzentrat | |
| ca. 12 g | (ca. 5 Meßl.) Rewoderm | |
| evtl. 2 ml | (60 Tr.) BioKon oder | |
| | 40 Tr. Paraben K | |

Haarguar in ein Becherglas geben, das noch warme Wasser zugeben und Pulver unter Rühren darin auflösen. Dann in die Tensidmischung rühren. Falls gewünscht ätherisches Öl zur Parfümierung mit einem Glasstab in die Tensidmischung einrühren. Elastinpulver, D-Panthenol, Plantessenz und Vithaar zugeben. Mit Kalweg oder Zitronensaftkonzentrat den pH-Wert auf ca. 5 einstellen. Zuletzt Rewoderm portionsweise gründlich in die Mischung rühren. **Vorsicht:** Rewoderm dickt erst nach ca. einer Minute an. Geben Sie deshalb zunächst lieber etwas weniger zu und dicken Sie bei Bedarf nach. Sollte das Shampoo dennoch aus Versehen zu fest werden, etwas Wasser nachgießen. Jetzt nach Bedarf Konservierungsmittel zusetzen.

### Haarspülung für dünnes, feines Haar

| | |
|---:|---|
| 200 ml | Basisspülung (siehe *Seite 61*) |

*Zusatzstoffe:*

| | | |
|---:|---|---|
| 4 ml | (1½ Meßl.) Vithaar | |
| 2 ml | (1 knapper Meßl.) Silkprotein | |
| 2 g | (1 Meßl.) D-Panthenol | |
| 20 Tr. | Pflanzenöl, | |
| | z.B. Mandel-, Jojoba- oder | |
| | Weizenkeimöl | |

Wirkstoffe mit einem Glasstab in die Basisspülung einrühren.

### Haarkur für dünnes, feines Haar

| | |
|---:|---|
| 180 g | Kurbasis (siehe *Seite 62*) |

*Zusatzstoffe:*

| | |
|---:|---|
| 6 ml | (3 knappe Meßl.) Plantessenz |
| 2 ml | (1 knapper Meßl.) Silkprotein |
| 1 Meßl. | Elastinpulver P |
| 4 ml | (1½ Meßl.) Vithaar |

Wirkstoffe mit einem Glasstab in die Kurbasis rühren.

Hier noch ein Rezept für eine Haarmilch, die dünnem, feinen Haar mehr Fülle und Volumen verleiht.

### Milde Haarmilch

| | | |
|---:|---|---|
| 0,5 g | (1 kl. Meßl.) | Haarguar |
| 95 ml | frisch abgekochtes oder | |
| | dest. Wasser | |
| 2 g | (1 knapper Meßl.) Haarsoft | |
| evtl. 10 Tr. | Paraben K oder | |
| | 20 Tr. BioKon HT | |

Haarguar in ein Becherglas geben, das noch warme Wasser zugeben und Pulver unter Rühren darin auflösen. Haarsoft mit dem Glasstab unterrühren. Eventuell Paraben K oder BioKon zur Konservierung zugeben. Diese Haarmilch ist recht flüssig und wird am besten in einer kleinen Flasche mit Sprühdüse aufbewahrt. Massieren Sie sie nach dem Waschen in die leicht ausgedrückten Haare und spülen Sie die Milch nicht aus. Die Haare können wie gewohnt frottiert, getrocknet und frisiert werden.

Die Haarmilch überzieht die Haare mit einem hauchdünnen Film, macht sie wunderbar weich und gibt ihnen mehr Fülle. Sie eignet sich deshalb besonders für feine Haare, verleiht aber auch trockenen und strapazierten Haaren Glanz, Volumen und bessere Kämmbarkeit.

### Rezepte für trockenes Haar und Spliß

Trockenes Haar erhält nicht genügend Feuchtigkeit, weil die Talgdrüsen in der Kopfhaut zu träge sind. Das Haar wird deshalb brüchig. Das betrifft vor allem die Haarspitzen, die einerseits der älteste und damit strapazierteste Haarteil sind und sich andererseits zu weit von der Kopfhaut entfernt befinden, als daß noch etwas vom spärlichen Hauttalg dort ankäme. Die Folge: Die Spitzen brechen ab oder spalten sich

(Spliß), sobald sie bis zur Schulter reichen. Unsere Pflegeserie für trockenes Haar muß vor allem das Haar glätten und es leicht fetten, deshalb haben wir ausreichend pflegende Proteine, Pflanzenöl und rückfettendes Fluidlecithin in unsere Rezepte eingearbeitet. Als zusätzliche Pflege für die Haarspitzen empfehlen wir unser Haarspitzenfluid (siehe *Seite 70*).

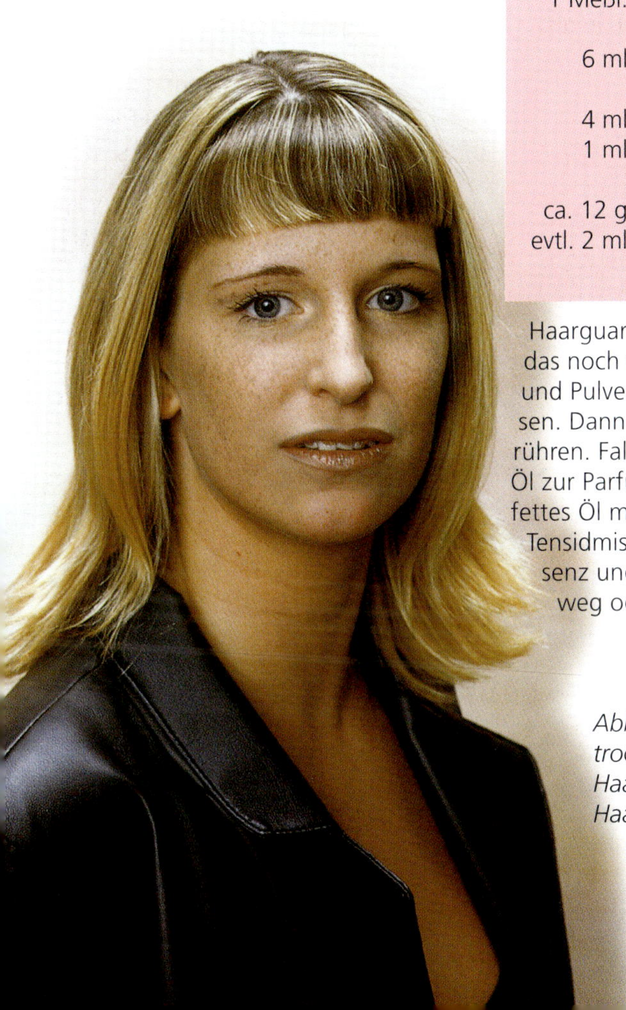

## Lecithinshampoo gegen trockenes Haar und Spliß

| | |
|---|---|
| 0,5 g | (1 kl. Meßl.) Haarguar |
| 130 ml | abgekochtes oder dest. Wasser |
| 84 g | Tensidmischung HT (siehe *Seite 60*) |
| evtl. 20 Tr. | ätherisches Öl oder Parfümöl |
| 2,5 g | (1 Meßl.) Fluidlecithin Cm oder Super |
| 1 Meßl. | Jojoba-, Mandel- oder Weizenkeimöl |
| 6 ml | (3 knappe Meßl.) Plantessenz |
| 4 ml | (1½ Meßl.) Vithaar |
| 1 ml | Kalweg oder Zitronensaftkonzentrat |
| ca. 12 g | (ca. 5 Meßl.) Rewoderm |
| evtl. 2 ml | (60 Tr.) BioKon oder 40 Tr. Paraben K |

Haarguar in ein Becherglas geben, das noch warme Wasser zugeben und Pulver unter Rühren darin auflösen. Dann in die Tensidmischung rühren. Falls gewünscht ätherisches Öl zur Parfümierung, Fluidlecithin und fettes Öl mit einem Glasstab in die Tensidmischung einrühren. Plantessenz und Vithaar zugeben. Mit Kalweg oder Zitronensaftkonzentrat

*Abb. 10: Auch Strähnchen trocknen die Haare aus. Unsere Haarspülung gegen trockenes Haar schafft Abhilfe.*

den pH-Wert auf ca. 5 einstellen. Zuletzt Rewoderm portionsweise gründlich in die Mischung rühren. **Vorsicht:** Rewoderm dickt erst nach ca. einer Minute an. Geben Sie deshalb zunächst lieber etwas weniger zu und dicken Sie bei Bedarf nach. Sollte das Shampoo dennoch aus Versehen zu fest werden, etwas Wasser nachgießen. Jetzt nach Bedarf Konservierungsmittel zusetzen.

## Haarspülung bei trockenem Haar und Spliß

200 ml Basisspülung (siehe *Seite 61*)

*Zusatzstoffe:*

| | |
|---|---|
| 10 ml | (4 Meßl.) Nuratin P |
| 2 ml | (1 knapper Meßl.) Silkprotein |
| 1 Meßl. | Elastinpulver P |
| 1 g | (½ Meßl.) D-Panthenol |
| 20 Tr. | Pflanzenöle, z. B. Mandel-, Jojoba- oder Weizenkeimöl |

Wirkstoffe mit einem Glasstab in die Basisspülung rühren.

## Haarkur bei trockenem Haar und Spliß

180 g Kurbasis (siehe *Seite 62*)

*Zusatzstoffe:*

| | |
|---|---|
| 6 ml | (2 geh. Meßl.) ProVit F |
| 1 Meßl. | Fluidlecithin Cm |
| 10 ml | (4 Meßl.) Nuratin P |

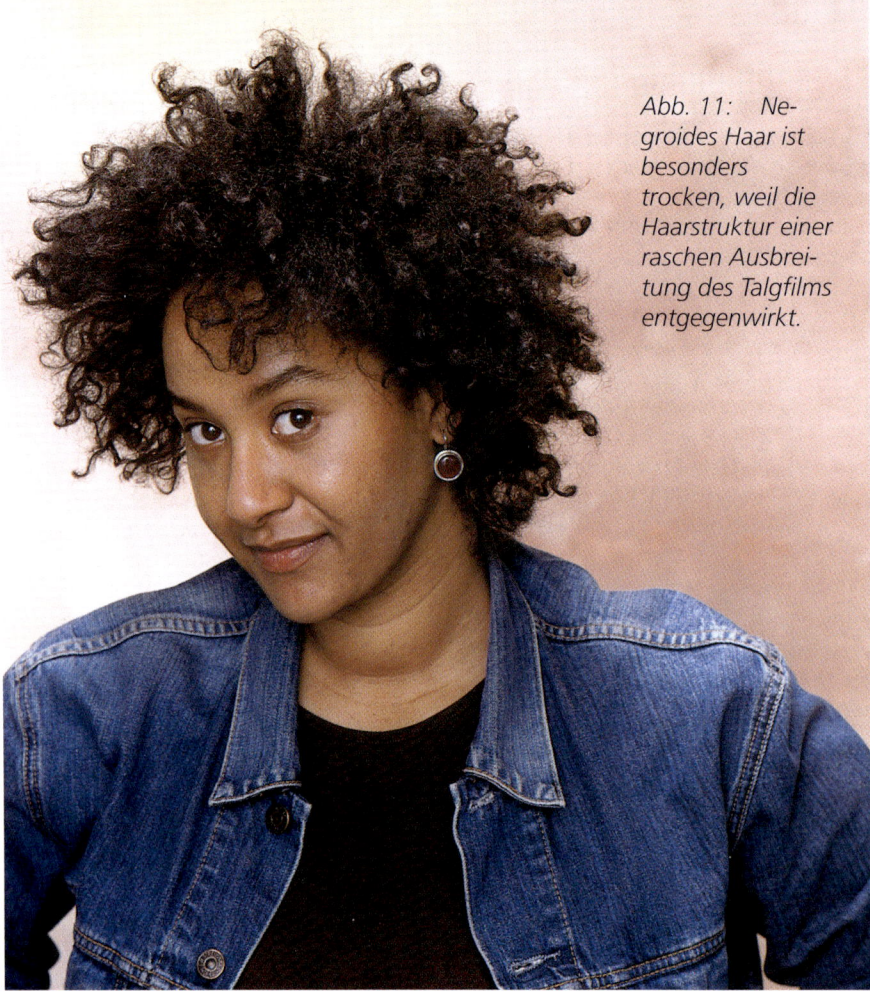

Abb. 11: Negroides Haar ist besonders trocken, weil die Haarstruktur einer raschen Ausbreitung des Talgfilms entgegenwirkt.

dem glänzen sie kaum und verfilzen leicht. Vor allem bei stark gelocktem negroiden Haar ist dies ein Problem. Viele Schwarze verwenden deshalb zur Pflege ihrer Haare sogar reines Öl.

Unsere Pflegeserie für extrem trockene Haare enthält viele feuchtigkeitsbindende Proteine und Pflanzenöle, die das Haar geschmeidiger machen, und zusätzlich einen hohen Anteil rückfettendes Fluidlecithin.

### Shampoo für extrem trockenes, negroides Haar

| | |
|---|---|
| 0,5 g | (1 kl. Meßl.) Haarguar |
| 130 ml | abgekochtes oder dest. Wasser |
| 84 g | Tensidmischung HT (siehe *Seite 60*) |
| evtl. 20 Tr. | ätherisches Öl oder Parfümöl |
| 5 g | (2 Meßl.) Fluidlecithin Cm oder Super |
| 2 Meßl. | Jojoba-, Mandel- oder Weizenkeimöl |
| 4 ml | (1½ Meßl. ) Vithaar |
| 8 ml | (3 geh. Meßl.) ProVit F |
| 1 ml | Kalweg oder Zitronensaftkonzentrat |
| ca. 12 g | (ca. 5 Meßl.) Rewoderm |
| evtl. 2 ml | (60 Tr.) BioKon oder 40 Tr. Paraben K |

Haarguar in ein Becherglas geben, das noch warme Wasser zugeben und Pulver unter Rühren darin auflösen. Dann in die Tensidmischung rühren. Falls gewünscht ätherisches Öl zur Parfümierung, Fluidlecithin und fettes Öl mit einem Glasstab

Wirkstoffe mit einem Glasstab in die Kurbasis einrühren. Sie können auch unsere Haarmilch von *Seite 66* verwenden.

Als **Haarwasser** eignet sich hier unser Haarwasser bei empfindlicher, gereizter Kopfhaut (siehe *Seite 73*).

### Rezepte für extrem trockenes, negroides Haar

Oft ist stark gelocktes Haar auch besonders trocken, weil die Haarstruktur einer raschen Ausbreitung des Talgfilms entgegenwirkt. Trockene Haare lassen sich meist nur schwer frisieren, neigen zur Aufladung und brechen schnell. Außer-

in die Tensidmischung einrühren. Vithaar und ProVit F zugeben. Mit Kalweg oder Zitronensaftkonzentrat den pH-Wert auf ca. 5 einstellen. Zuletzt Rewoderm portionsweise gründlich in die Mischung rühren. **Vorsicht:** Rewoderm dickt erst nach ca. einer Minute an. Geben Sie deshalb zunächst lieber etwas weniger zu und dicken Sie bei Bedarf nach. Sollte das Shampoo dennoch aus Versehen zu fest werden, etwas Wasser nachgießen. Jetzt nach Bedarf Konservierungsmittel zusetzen.

### Haarspülung für extrem trockenes, negroides Haar

200 ml Basisspülung (siehe *Seite 61*)

*Zusatzstoffe:*
2 Meßl.  Fluidlecithin Cm
10 ml  (4 Meßl.) Nuratin P
2 ml  (1 knapper Meßl.) Silkprotein
2 g  (1 Meßl.) D-Panthenol
20–30 Tr.  Pflanzenöl, z.B. Mandel-, Jojoba- oder Weizenkeimöl

Wirkstoffe mit einem Glasstab in die Basisspülung einrühren und wie auf *Seite 57* beschrieben anwenden.

### Haarkur für extrem trockenes, negroides Haar

180 g Kurbasis (siehe *Seite 62*)

*Zusatzstoffe:*
8 ml  (3 geh. Meßl.) ProVit F
2 Meßl.  Fluidlecithin Cm
10 ml  (4 Meßl.) Nuratin P

Wirkstoffe mit einem Glasstab in die Kurbasis einrühren und wie auf *Seite 58* beschrieben verwenden.

### Haarwasser bei extrem trockenem, negroiden Haar

3 ml  Brennesselextrakt
80 ml  frisch abgekochtes oder dest. Wasser
5 Tr.  Meristemextrakt
2 g  (1 Meßl.) D-Panthenol
10 ml  Niemblättertinktur
evtl. 30 Tr.  BioKon HT oder
20 Tr.  Paraben K

Zutaten nacheinander zusammengeben und vermischen.
Dieses Rezept enthält nur den in der Niemblättertinktur vorhandenen Alkohol, damit die Kopfhaut nicht zusätzlich ausgetrocknet wird. Aus diesem Grund ist das Haarwasser unkonserviert auch nur ca. einen Monat haltbar (Kühlschrank), konserviert kann es auch ungekühlt bis zu sechs Monate verwendet werden. Da das Haarwasser mangels Alkohols schlecht

„verfliegt", sollte es nur im nassen Haar angewendet werden (siehe *Seite 58*).

### Rezepte für strapaziertes, dauergewelltes, coloriertes Haar

Dauerwelle oder Coloration schädigen das Haar, da dabei die Haarstruktur chemisch verändert wird (siehe *Seite 23*). Auch intensives Sonnenlicht, Salzwasser und andere äußere Einflüsse können das Haar strapazieren, Elastizität, Glanz und Halt beeinträchtigen. Im Extremfall bricht das Haar ab. Zwar kann man kranke Haare nicht

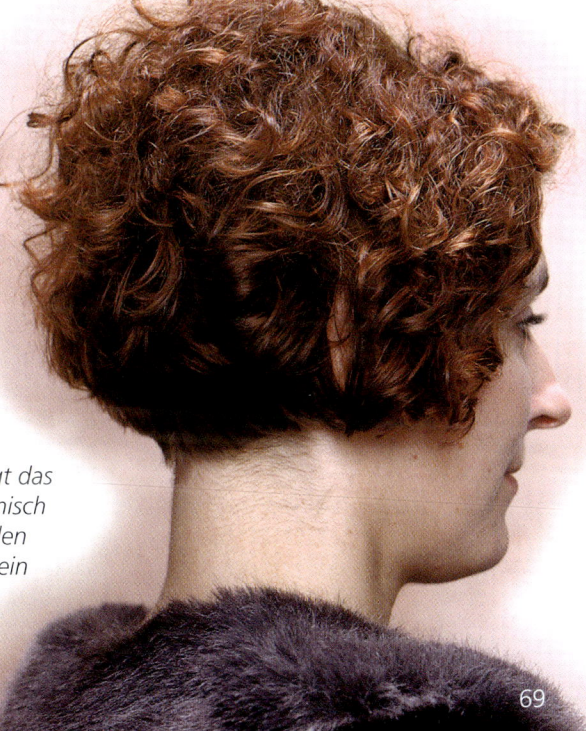

*Abb. 12: Dauerwelle schädigt das Haar, da die Haarstruktur chemisch verändert wird. Unsere speziellen Haarkosmetika legen sich wie ein schützender Panzer ums Haar, ohne es zu beschweren.*

„heilen", doch läßt sich der Haarschaft mit unseren Filmbildnern glätten. Auf diese Weise bekommt das Haar mehr Glanz und läßt sich leichter frisieren. Außerdem erhöht der schützende Proteinfilm die Wasserbindungsfähigkeit und nicht zuletzt auch die Widerstandsfähigkeit der Haare.

Unser Shampoo, die Spülung und Kur für strapazierte Haare enthalten entsprechend viele filmbildende Proteine und zusätzlich Haarchitin, das sich wie ein schützender Panzer ums Haar legt, ohne es zu beschweren. Geschädigte Spitzen können Sie zusätzlich mit etwas Haarspitzenfluid geschmeidig machen.

### Shampoo für strapaziertes, dauergewelltes, coloriertes Haar

| | | |
|---|---|---|
| 0,5 g | (1 kl. Meßl.) | Haarguar |
| 95 ml | | abgekochtes oder dest. Wasser |
| 84 g | | Tensidmischung HT (siehe *Seite 60*) |
| evtl. 20 Tr. | | ätherisches Öl oder Parfümöl |
| 2 g | (1 Meßl.) | Fluidlecithin Cm oder Super |
| ½ Meßl. | | Jojoba-, Mandel- oder Weizenkeimöl |
| 10 ml | (4 Meßl.) | Nuratin P |
| 6 ml | (3 knappe Meßl.) | Plantessenz |
| 6 ml | (2 geh. Meßl.) | ProVit F |
| 1 ml | | Kalweg oder Zitronensaftkonzentrat |
| ca. 12 g | (ca. 5 Meßl.) | Rewoderm |
| evtl. 2 ml | (60 Tr.) | BioKon oder 40 Tr. Paraben K |

Haarguar in ein Becherglas geben, das noch warme Wasser zugeben und Pulver unter Rühren darin auflösen. Dann in die Tensidmischung rühren. Falls gewünscht ätherisches Öl zur Parfümierung, Fluidlecithin und fettes Öl mit einem Glasstab in die Tensidmischung einrühren. Nuratin P, Plantessenz und ProVit F zugeben. Mit Kalweg oder Zitronensaftkonzentrat den pH-Wert auf ca. 5 einstellen. Zuletzt Rewoderm portionsweise gründlich in die Mischung rühren. **Vorsicht:** Rewoderm dickt erst nach ca. einer Minute an. Geben Sie deshalb zunächst lieber etwas weniger zu und dicken Sie bei Bedarf nach. Sollte das Shampoo dennoch aus Versehen zu fest werden, etwas Wasser nachgießen. Jetzt nach Bedarf Konservierungsmittel zusetzen.

### Haarspülung für strapaziertes, dauergewelltes, coloriertes Haar

200 ml Basisspülung (siehe *Seite 61*)

*Zusatzstoffe:*

| | | |
|---|---|---|
| 10 ml | (4 Meßl.) | Nuratin P |
| 2 ml | (1 knapper Meßl.) | Silkprotein |
| 2 g | (1 Meßl.) | D-Panthenol |
| 1 Meßl. | | Fluidlecithin Cm |
| 20 Tr. | | Pflanzenöl, z.B. Mandel-, Jojoba- oder Weizenkeimöl |

Wirkstoffe mit einem Glasstab in die Basisspülung einrühren und wie auf *Seite 57* beschrieben verwenden.

### Haarkur für strapaziertes, dauergewelltes, coloriertes Haar

180 g Kurbasis (siehe *Seite 62*)

*Zusatzstoffe:*

| | | |
|---|---|---|
| 6 ml | (2 geh. Meßl.) | ProVit F |
| 10 ml | (4 Meßl.) | Nuratin P |
| 1 Meßl. | | Fluidlecithin Cm |
| 2 ml | (1 knapper Meßl.) | Vithaar |

Wirkstoffe mit einem Glasstab in die Kurbasis einrühren und wie auf *Seite 58* beschrieben verwenden.

### Haarspitzenfluid

*Phase 1:*

| | |
|---|---|
| 10 ml | frisch abgekochtes Wasser |
| 1 Meßl. | Haarchitin HT |
| 8 Tr. | Milchsäure |

In das noch sehr heiße Wasser Haarchitin HT und Milchsäure geben und mit einem Glasstab gründlich glattrühren.

*Phase 2:*

| | | |
|---|---|---|
| 8 g | (3½ Meßl.) | Nuratin P |
| ¼ Meßl. | | D-Panthenol |
| 55 g | | Glycerin (85%) |

Nuratin, D-Panthenol und Glycerin nacheinander in Phase 1 geben und wieder glattrühren. Abkühlen lassen.

*Phase 3:*

| | |
|---|---|
| 1 Meßl. | Xanthan |
| 20 ml | frisch abgekochtes oder dest. Wasser |

Xanthan durch ein feines Küchensieb unter ständigem Rühren in das kalte Wasser einrieseln lassen. Nachdem das Xanthan komplett eingerührt ist, solange weitermachen, bis ein klarer, dick gequollener Brei entstanden ist. Etwas stehenlassen und noch einmal rühren, dann lösen sich eventuell entstandene Klümpchen besser auf. Die abgekühlte Mischung aus Phase 1 und 2 portionsweise dazugeben und gut unterrühren.

| Phase 4: | |
|---|---|
| 10 ml | kosmetisches Haar- oder Basiswasser D-95% |
| 30 Tr. | (1 g) BioKon oder |
| | 15 Tr. Paraben K |
| evtl. 10 Tr. | ätherisches Öl oder Parfümöl mit 10 Tr. LV 41 versetzt |

Kosmetisches Haar- bzw. Basiswasser in die Mischung rühren, falls nötig einen Pürierstab zu Hilfe nehmen. Mit BioKon oder Paraben K konservieren, eventuell parfümieren und in einen Pumpspender, wie man ihn für Flüssigseife benutzt, füllen. Unser Haarspitzenfluid hat eine gelartige Konsistenz und läßt sich gut dosieren.
Zur Pflege der Haarspitzen reicht bereits eine winzige Menge aus. Ein bis zwei Tropfen sollten gleichmäßig in die Haarspitzen eingeknetet werden. **Achtung:** Sehr sparsam dosieren, da sonst das Haar klebrig wird.

Als **Haarwasser** eignet sich hier unser Haarwasser bei extrem trockenem, negroiden Haar (siehe *Seite 69*) oder für die gereizte Kopfhaut (siehe *Seite 73*).

## Rezepte für schnell nachfettendes Haar

Bei fettigen Haaren sind die Talgdrüsen, die knapp unter der Kopfhaut sitzen, überaktiv, d.h. sie produzieren zuviel Fett, das die Haare schon kurz nach der Haarwäsche wieder speckig und ungepflegt wirken läßt. Bei diesem Haartyp ist es wichtig, ein sanftes Shampoo mit relativ wenig Filmbildnern zu verwenden. Das gilt auch für die Spülung, deshalb können Sie bei fettigen Haaren unsere Basisspülung ohne Zugabe weiterer Pflegestoffe verwenden.
Statt einer Haarkur, die das Haar unnötig beschweren würde, empfehlen wir unser Haarwasser gegen fettige Haare; für geschädigte oder spröde Spitzen das Haarspitzenfluid (siehe *Seite 70*).

### Shampoo für schnell nachfettendes Haar

| 0,5 g | (1 kl. Meßl.) Haarguar |
|---|---|
| 1 Meßl. | Pirocton Olamin oder 5 g (2 Meßl.) Bioschwefel |
| 105 ml | abgekochtes oder dest. Wasser |
| 84 g | Tensidmischung HT (siehe *Seite 60*) |
| evtl. 20 Tr. | ätherisches Öl oder Parfümöl |
| evtl. 10 Tr. | Teebaumöl (bei gereizter Kopfhaut) |
| 6 ml | (3 knappe Meßl.) Plantessenz |
| 1 ml | Kalweg oder Zitronensaftkonzentrat |
| ca. 12 g | (ca. 5 Meßl.) Rewoderm |
| evtl. 2 ml | (60 Tr.) BioKon oder 40 Tr. Paraben K |

Haarguar und Pirocton Olamin in ein Becherglas geben, das noch warme Wasser zufügen und die Pulver unter Rühren darin auflösen. Dann in die Tensidmischung rühren. Falls gewünscht ätherische Öle mit einem Glasstab in die Tensidmischung einrühren. Dann Plantessenz gut in die Tensidmischung einrühren. Wenn Sie statt des Pirocton Olamins Bioschwefel verwenden, kann dieser direkt mit dem Plantessenz in die Tensidmischung eingerührt werden. Mit Kalweg oder Zitronensaftkonzentrat den pH-Wert auf ca. 5 einstellen. Zuletzt Rewoderm portionsweise gründlich in die Mischung rühren. **Vorsicht:** Rewoderm dickt erst nach ca. einer Minute an. Geben Sie deshalb zunächst lieber etwas weniger zu und dicken Sie bei Bedarf nach. Sollte das Shampoo dennoch aus Versehen zu fest werden, etwas Wasser nachgießen. Jetzt nach Bedarf Konservierungsmittel zusetzen.

### Haarspülung für schnell nachfettendes Haar

| 200 ml Basisspülung (siehe *Seite 61*) | |
|---|---|
| *Zusatzstoffe:* | |
| evtl. 6 g | (2½ Meßl.) Bioschwefel |
| evtl. 2 ml | (1 knapper Meßl.) Silkprotein |

Für fettiges Haar eignet sich unsere Basisspülung ohne Zusatzstoffe am besten, denn jedes Zuviel an Pflege würde die Haare nur unnötig beschweren.

Wer möchte, kann in diese Basis aber noch Bioschwefel einrühren, er absorbiert in gewissem Umfang das Haarfett, sowie Silkprotein als Filmbildner.

Eine **Haarkur** gegen fettiges Haar entfällt, da das Haar dadurch zu schwer und strähnig wirken würde. Statt dessen empfehlen wir hier für eventuell trockene spröde Haarenden unser Haarspitzenfluid (siehe *Seite 70*).

### Haarwasser gegen schnell nachfettendes Haar

|  |  |
|---|---|
| 40 ml | kosmetisches Haar- oder Basiswasser D-95% |
| 10 ml | Niemblättertinktur |
| 45 ml | Hamameliswasser |
| 5 ml | Brennesselextrakt |
| evtl. 20 Tr. | ätherisches Öl zur Parfümierung mit 1 Meßl. LV 41 versetzt |

Bestandteile zusammenmischen. Haarwasser wie auf *Seite 58* beschrieben verwenden.

## Rezepte gegen Schuppen und Kopfhautprobleme

Schuppen und gereizte Kopfhaut gehen oft Hand in Hand und sind nicht selten ein hausgemachtes Problem: Dauerwelle, heißes Fönen, Färben und aggressive Tenside können die Kopfhaut irritieren und zu vermehrter Schuppenbildung anregen. Zu allem Übel sind diese dann auch noch ein idealer Nährboden für Pilze und andere Mikroorganismen. Gerade für gereizte, zu Schuppen neigende Kopfhaut ist es wichtig, ein mildes Shampoo zu benutzen, zumal Schuppen meist recht hartnäckig sind und über einen längeren Zeitraum behandelt werden müssen. Viele Schuppenshampoos sind aber alles andere als mild (siehe *Seite 31*). Im folgenden finden Sie Rezepte für Shampoos, Haarkuren und Haarwasser. Da Schuppen und Kopfhautirritationen bei allen Haartypen vorkommen können, haben wir keine spezielle Spülung entwickelt. Verwenden Sie eine Ihrem Haartyp angemessene Spülung. Sie finden sie in der entsprechenden Pflegeserie.

### Shampoo bei empfindlicher, leicht gereizter Kopfhaut

|  |  |
|---|---|
| 0,5 g | (1 kl. Meßl.) Haarguar |
| 110 ml | abgekochtes oder dest. Wasser |
| 84 g | Tensidmischung HT (siehe *Seite 60*) |
| ca. 2 g | (1 Meßl.) Niemöl |
| evtl. 20 Tr. | ätherisches Öl oder Parfümöl |
| 2 ml | (1 knapper Meßl.) Silkprotein |
| 6 ml | (3 knappe Meßl.) Plantessenz |
| ½ Meßl. | Harnstoff |
| 1 ml | Kalweg oder Zitronensaftkonzentrat |
| ca. 12 g | (ca. 5 Meßl.) Rewoderm |
| evtl. 2 ml | (60 Tr.) BioKon oder 40 Tr. Paraben K |

Haarguar in ein Becherglas geben, das noch warme Wasser zugeben und Pulver unter Rühren darin auflösen. Dann in die Tensidmischung rühren. Niemöl und eventuell ätherisches Öl zur Parfümierung mit einem Glasstab in die Tensidmischung einrühren. Silkprotein, Plantessenz und Harnstoff zugeben. Mit Kalweg oder Zitronensaftkonzentrat den pH-Wert auf 5 einstellen. Zuletzt Rewoderm portionsweise gründlich in die Mischung rühren. **Vorsicht:** Rewoderm dickt erst nach ca. einer Minute an. Geben Sie deshalb zunächst lieber etwas weniger zu und dicken Sie bei Bedarf nach. Sollte das Shampoo dennoch aus Versehen zu fest werden, etwas Wasser nachgießen. Jetzt nach Bedarf Konservierungsmittel zusetzen.

### Haarkur bei empfindlicher, gereizter Kopfhaut

|  |  |
|---|---|
| 180 g Kurbasis (siehe *Seite 62*) | |
| *Zusatzstoffe:* | |
| 6 ml | (2 geh. Meßl.) ProVit F |
| 6 ml | (3 knappe Meßl.) Plantessenz |
| ½ Meßl. | Harnstoff |
| 10 Tr. | Meristemextrakt |

Wirkstoffe mit einem Glasstab in die Kurbasis einrühren. Haarkur beim Auftragen leicht in die Kopfhaut einmassieren, nach drei bis fünf Minuten gut ausspülen.

## Haarwasser bei empfindlicher, gereizter Kopfhaut

| | |
|---|---|
| 10 ml | Niemblättertinktur |
| 30 ml | kosmetisches Haar- oder Basiswasser D-95% |
| 60 ml | Wasser oder Hamameliswasser |
| 2 ml | (1 Meßl.) Plantessenz |
| ½ Meßl. | Harnstoff |
| 1 Meßl. | LV 41 |
| 5 Tr. | Teebaumöl |

Niemblättertinktur, kosmetisches Haar- oder Basiswasser, Wasser und Plantessenz zusammengeben. Harnstoff darin lösen und Lösungsvermittler LV 41 sowie Teebaumöl sorgfältig einrühren. Haarwasser wie auf *Seite 58* beschrieben verwenden. Im Rezept kann statt normalem Wasser auch das preisgünstige Hamameliswasser verwendet werden. Es riecht gut und hat eine leicht zusammenziehende Wirkung auf der Kopfhaut.

## Shampoo gegen leichte Schuppen

| | |
|---|---|
| 0,5 g | (1 kl. Meßl.) Haarguar |
| 110 ml | abgekochtes oder dest. Wasser |
| 84 g | Tensidmischung HT (siehe *Seite 60*) |
| 10 Tr. | Teebaumöl |
| evtl. 20 Tr. | ätherisches Öl oder Parfümöl |
| ca. 5 g | (2½ Meßl.) Bioschwefel |
| 5 ml | (2 Meßl.) Birkenextrakt |
| 1 ml | Kalweg oder Zitronensaftkonzentrat |
| ca. 12 g | (ca. 5 Meßl.) Rewoderm |
| evtl. 2 ml | (60 Tr.) BioKon oder 40 Tr. Paraben K |

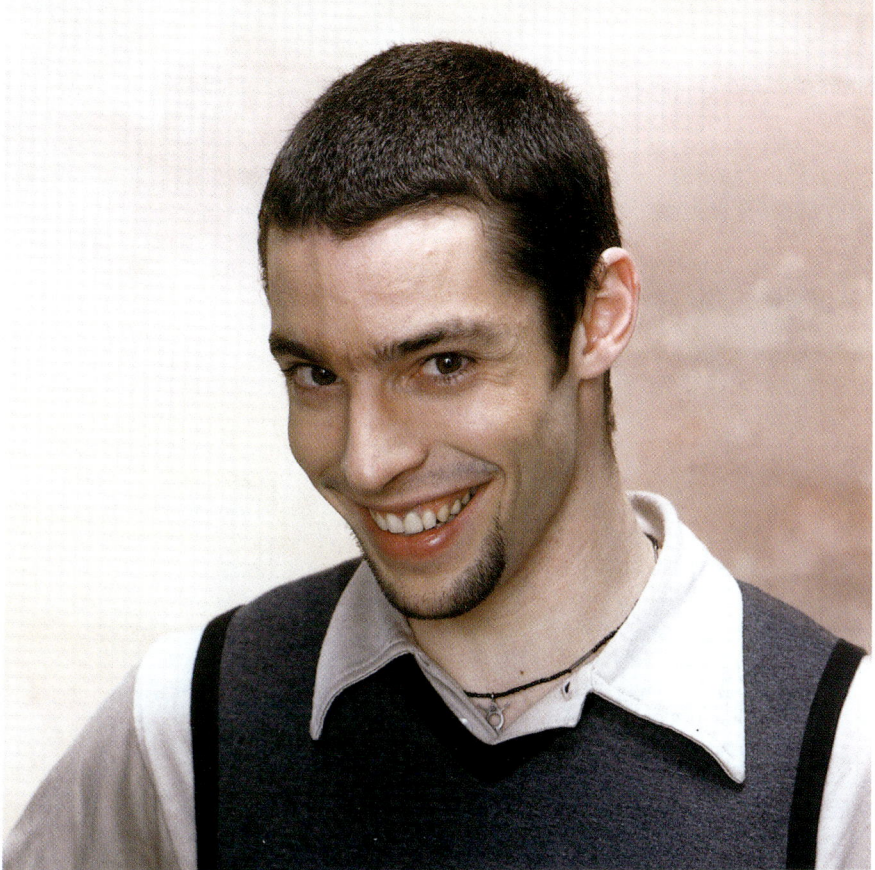

Abb. 13: Mit der richtigen Pflege kann jedes Haar so gesund und glänzend aussehen.

Haarguar in ein Becherglas geben, das noch warme Waser zugeben und Pulver unter Rühren darin auflösen. Dann in die Tensidmischung rühren. Teebaumöl und eventuell ätherisches Öl zur Parfümierung mit einem Glasstab in die Tensidmischung einrühren. Bioschwefel und Birkenextrakt zugeben. Mit Kalweg oder Zitronensaftkonzentrat den pH-Wert auf 5 einstellen. Zuletzt Rewoderm portionsweise gründlich in die Mischung rühren. **Vorsicht:** Rewoderm dickt erst nach ca. einer Minute an. Geben Sie deshalb zunächst lieber etwas weniger zu und dicken Sie bei Bedarf nach. Sollte das Shampoo dennoch aus Versehen zu fest werden, etwas Wasser nachgießen. Jetzt nach Bedarf Konservierungsmittel zusetzen.

73

### Shampoo gegen stärkere Schuppen

| | |
|---:|---|
| 10 Tr. | Teebaumöl |
| evtl. 20 Tr. | ätherisches Öl oder Parfümöl |
| 84 g | Tensidmischung HT (siehe *Seite 60*) |
| 0,5 g | (1 kl. Meßl.) Haarguar |
| 2 Meßl. | Pirocton Olamin |
| 110 ml | abgekochtes oder dest. Wasser |
| 5 ml | (2 Meßl.) Birkenextrakt |
| 1 ml | Kalweg oder Zitronensaftkonzentrat |
| ca. 12 g | (ca. 5 Meßl.) Rewoderm |
| evtl. 2 ml | (60 Tr.) BioKon oder 40 Tr. Paraben K |

Teebaumöl und eventuell ätherisches Öl zur Parfümierung mit einem Glasstab in die Tensidmischung einrühren. Haarguar und Pirocton Olamin in ein Becherglas geben, das noch warme Wasser zufügen und die Pulver unter Rühren darin auflösen. Wasser und den Birkenextrakt zu der Tensidmischung geben und gut unterrühren. Mit Kalweg oder Zitronensaftkonzentrat den pH-Wert auf 5 einstellen. Zuletzt Rewoderm portionsweise gründlich in die Mischung rühren.
**Vorsicht:** Rewoderm dickt erst nach ca. einer Minute an. Geben Sie deshalb zunächst lieber etwas weniger zu und dicken Sie bei Bedarf nach. Sollte das Shampoo dennoch aus Versehen zu fest werden, etwas Wasser nachgießen. Jetzt nach Bedarf Konservierungsmittel zusetzen. Dieses Shampoo ist bereits durch Pirocton Olamin leicht konserviert und hält mindestens acht Wochen.

### Haarkur gegen leichte Schuppen

180 g Kurbasis (siehe *Seite 62*)

*Zusatzstoffe:*
| | |
|---:|---|
| 6 g | (2 Meßl.) Bioschwefel HT |
| 5 ml | (2 Meßl.) Birkenextrakt |

Zusatzstoffe mit einem Glasstab in die Kurbasis einrühren und wie auf *Seite 58* beschrieben verwenden.

### Haarkur gegen stärkere Schuppen

180 g Kurbasis (siehe *Seite 62*)

*Zusatzstoffe:*
| | |
|---:|---|
| 1½ Meßl. | Pirocton Olamin |
| 5 ml | (2 Meßl.) Birkenextrakt |

Zusatzstoffe mit einem Glasstab in die Kurbasis einrühren und wie auf *Seite 58* beschrieben verwenden.

### Haarwasser gegen Schuppen

100 ml Haarwasserbasis (siehe *Seite 63*)

*Zusatzstoffe:*
| | |
|---:|---|
| 5 ml | (2 Meßl.) Birkenextrakt |
| 2 g | (1 knapper Meßl.) Bioschwefel oder 1 Meßl. Pirocton Olamin |
| evtl. 10 Tr. | Lavendelöl mit ½ Meßl. LV 41 versetzt |

Zusatzstoffe in die Haarwasserbasis einrühren. Der anfänglich intensive Geruch nach Schwefel verfliegt schnell. Für einen guten Duft kann zusätzlich noch der Zusatz von Lavendelöl sorgen, das sehr gut hautverträglich ist.

## Kampf gegen Laus und Co.

### Shampoo gegen Ungeziefer

| | |
|---:|---|
| evtl. 20 Tr. | ätherisches Öl oder Parfümöl |
| 1 Meßl. | Niemöl |
| 20 Tr. | Teebaumöl |
| 10 Tr. | Zitronenöl |
| 84 g | Tensidmischung HT (siehe *Seite 60*) |
| 0,5 g | (1 kl. Meßl.) Haarguar |
| 105 ml | abgekochtes oder dest. Wasser |
| 1 g | (½ Meßl.) Fluidlecithin Cm oder Super |
| 10 ml | Niemblättertinktur |
| ca. 12 g | (ca. 5 Meßl.) Rewoderm |
| evtl. 2 ml | (60 Tr.) BioKon oder 40 Tr. Paraben K |

Die ätherischen Öle mit einem Glasstab in die Tensidmischung einrühren. Haarguar in ein Becherglas geben, das noch warme Wasser zugeben und Pulver unter Rühren darin auflösen. Dann in die Tensidmischung rühren. Fluidlecithin und Niemblättertinktur zugeben. Zuletzt Rewoderm portionsweise gründlich in die Mischung rühren.
**Vorsicht:** Rewoderm dickt erst nach ca. einer Minute an. Geben Sie deshalb zunächst lieber etwas weniger zu und dicken Sie bei Bedarf nach. Sollte das Shampoo dennoch aus Versehen

zu fest werden, etwas Wasser nachgießen. Jetzt nach Bedarf Konservierungsmittel zusetzen.

Wenn Ihre Kopfhaut sehr empfindlich
ist, könnte die alkoholische Niemblättertinktur brennen. Stellen Sie sich alternativ in diesem Fall einen wäßrigen Niem-
aufguß her, den Sie dann anstelle des
Wassers im Rezept einsetzen. Geben Sie
dazu 20 Gramm Niemblätter in 105 Milliliter warmes Wasser. Dieser Ansatz muß
drei Stunden ziehen, dann werden die
Blätter durch ein Küchensieb abgeseiht.

## Rezepte für Kinder und Babys

Die Haut- und Haarpflegeprodukte, die
der Handel schon für Kinder und sogar
Säuglinge bereithält, ist ähnlich vielfäl-
tig und unüberschaubar wie die Ange-
bote für Erwachsene. Ärgerlich dabei ist
vor allem, daß hier für viel Geld zum
Teil völlig überflüssige Produkte angeboten werden. Kinder brauchen keine
speziellen Pflegeprodukte, ein mildes
unparfümiertes Shampoo, das nicht in
den Augen brennt, reicht völlig aus.
Säuglinge kann man sogar mit klarem
Wasser waschen oder mit einem milden
Pflanzenöl, z. B. Mandelöl, gründlich
vom (vermeintlichen) Schmutz befreien.
Doch statt dessen schüttet die Kosme-

*Abb. 14: Mit unserer milden Wasch-
lotion können Sie Ihr Baby unbesorgt
baden.*

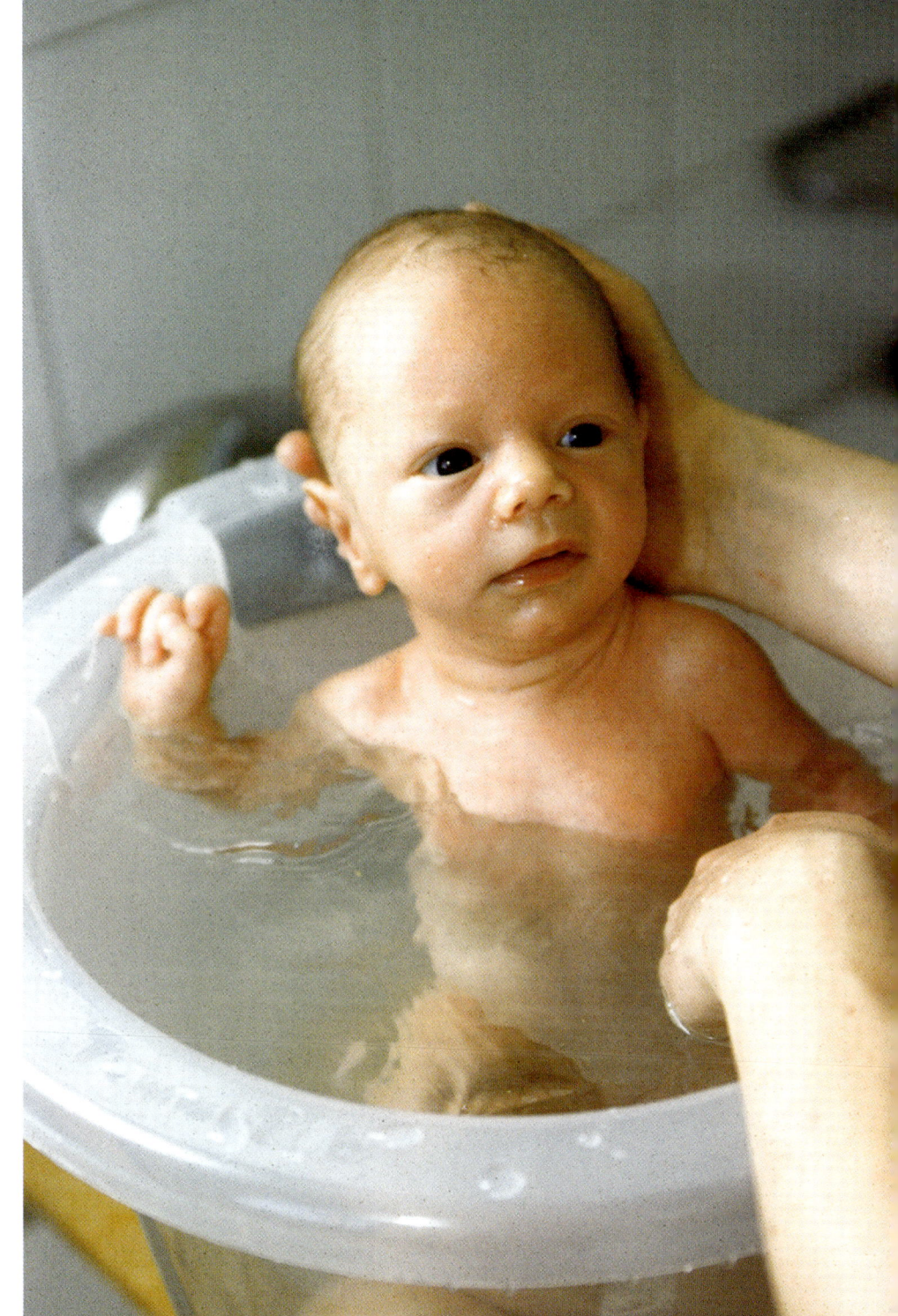

tikindustrie ganze Seen von Shampoos, Babyschaumbädern und Waschlotionen über den überforderten Eltern aus – und die entsprechenden Cremes und Lotionen, um das vorher abgewaschene Fett wieder auf Babys Po zu schmieren, gleich hinterher. Ärgerlich ist dabei vor allem, daß in diesen Produkten oft Stoffe enthalten sind, die für Kinder sogar gefährlich werden können.

Kinder lieben süße Gerüche. Dies macht sich die Industrie zunutze und rührt reichlich Erdbeer-, Bananen-, Vanille- und andere Aromen in ihre Rezepturen hinein. Sogar Shampoos und Lotionen mit Cola oder Limonadengeruch werden angeboten, teilweise in Behältnissen, die an Getränkedosen erinnern. Dabei hat man nicht berücksichtigt, daß Kinder vom Geruch auf den vermeintlichen Geschmack schließen und dann eine böse Überraschung erleben. Zwar sind die meisten Shampoos und Lotionen mit Bitterstoffen versetzt, um zu verhindern, daß der Filius einen kräftigen Schluck nimmt, doch eine Gewähr bietet das offenbar nicht. Ein Lehrbeauftragter des Roten Kreuzes hat uns geschrieben, daß derartige Vergiftungsfälle in seinem Unterricht immer häufiger angesprochen würden.

Wir haben aus all diesen Gründen ein sehr mildes, unparfümiertes Kindershampoo und – falls Wasser alleine einmal nicht ausreichen sollte – eine Waschlotion für Babys auf der Basis unseres Facetensids entwickelt. Damit

können Sie Ihrem Winzling auch die Haare waschen. Beide Rezepturen sind äußerst mild und brennen selbstverständlich nicht in den Augen.

## Milde Waschlotion für Babys

| | |
|---|---|
| 50 g | Facetensid |
| 10 g | Betain |
| 5 g | Sanfteen |
| 1 Meßl. | Fluidlecithin |
| 2 Meßl. | Mandelöl |
| 150 ml | frisch abgekochtes oder dest. Wasser |
| ca. 12 g | (ca. 5 Meßl.) Rewoderm |

Facetensid, Betain und Sanfteen gründlich, aber nicht zu schnell mit einem Glasstab verrühren. Fluidlecithin und Mandelöl unterrühren. Wasser – möglichst warm – zugeben. Zuletzt Rewoderm portionsweise gründlich in die Mischung einrühren. Wir empfehlen, die Waschlotion fürs Baby nicht zu konservieren. Rühren Sie lieber eine kleinere Menge an oder frieren Sie einen Teil der Lotion ein.
Sie werden feststellen, daß unsere Waschlotion etwas flüssiger ist als unsere übrigen Shampoorezepturen. Das liegt daran, daß sie weniger waschaktive Substanzen (WAS) enthält, also niedriger konzentriert ist als die übrigen Shampoos. Für die zarte Babyhaut reicht eine solch milde Waschlotion völlig aus. Sie können sie als leicht schäumenden Zusatz ins Badewasser hineingeben. Menschen mit empfindlicher Haut sollten diese sanfte Waschlotion einmal für die tägliche Gesichtsreinigung ausprobieren.

## Sanftes Kindershampoo

| | |
|---|---|
| 0,5 g | (1 Meßl.) Haarguar |
| 110 ml | frisch abgekochtes oder dest. Wasser |
| 84 g | Tensidmischung HT (siehe *Seite 60*) |
| 1 Meßl. | Fluidlecithin |
| 1 Meßl. | Kamillenextrakt |
| 1 ml | Kalweg oder Zitronensaftkonzentrat |
| ca. 12 g | (ca. 5 Meßl.) Rewoderm |
| evtl. 2 ml | (60 Tr.) BioKon oder 40 Tr. Paraben K |

Haarguar in ein Becherglas geben, das noch warme Wasser zugeben und Pulver unter Rühren darin auflösen. Dann in die Tensidmischung rühren. Fluidlecithin und Kamillenextrakt zugeben. Mit Kalweg oder Zitronensaftkonzentrat den pH-Wert auf ca. 5 einstellen. Zuletzt Rewoderm portionsweise gründlich in die Mischung rühren.
**Vorsicht:** Rewoderm dickt erst nach ca. einer Minute an. Geben Sie deshalb zunächst lieber etwas weniger zu und dicken Sie bei Bedarf nach. Sollte das Shampoo dennoch aus Versehen zu fest werden, etwas Wasser nachgießen. Jetzt nach Bedarf Konservierungsmittel zusetzen.

Bei Kindern reicht es aus, ein- bis höchstens zweimal pro Woche die Haare zu waschen. Sie haben in der Regel noch keine Haar- und Kopfhautprobleme, und mit unserem milden Shampoo sorgen Sie dafür, daß dies auch so bleibt.

## Halt und Volumen für die Frisur

Wer kennt das nicht: Immer Ärger mit den Haaren beim morgendlichen Blick in den Spiegel. Noch am Abend zuvor umschmeichelten sie in weichen Wellen das Gesicht, doch schon eine Nacht auf dem Kopfkissen hat die Pracht zerdrückt. Nächtliches Schwitzen hat ein übriges dazu getan. Die Haare liegen kreuz und quer oder platt an den Kopf gedrückt. Denselben traurigen Anblick bietet auch manch frischgewaschene Fönfrisur, die nach ein bis zwei Stunden mangels Halt bereits in sich zusammengefallen ist.

**S**tyling tut also not, und wir bieten Ihnen alles, was Sie dazu brauchen: vom Festiger bis zum Gel. Sie geben nicht nur der Frisur den nötigen Halt, sondern erleichtern auch das Frisieren und verhindern, daß die Haare „zu Berge stehen".

### Haarspray
(normaler Halt)
Haarspray mit normalem Halt eignet sich zum Fixieren von Locken-, Fön- und Steckfrisuren. Das Haarspray wird dabei lediglich gleichmäßig auf die fer-

*Abb. 15:   Unsere Haarsprays können Sie ohne weiteres mehrmals am Tag verwenden.*

tige Frisur gesprüht. Das kann schon vor dem Fönen oder Aufwickeln der Haare geschehen – die Frisur ist dann noch stabiler. Sollte sie im Laufe des Tages Ermüdungserscheinungen zeigen, kann sie mit dem Spray schnell nachfixiert werden. Haarspray verhindert außerdem fliegende Haare.

*Phase 1:*
2 Meßl.  Haarchitin
135 ml  frisch abgekochtes oder
 dest. Wasser
15 Tr.  Milchsäure

Das Haarchitin in das noch heiße Wasser geben und Milchsäure dazu tropfen. Das Gemisch gründlich verrühren.

*Phase 2:*
2 g  (1 Meßl.) Vitamin-E-Acetat
2 Meßl.  LV 41

Die Bestandteile von Phase 2 nacheinander in Phase 1 mischen.

*Phase 3:*
60 ml  kosmetisches Haar- oder Basiswasser D-95%

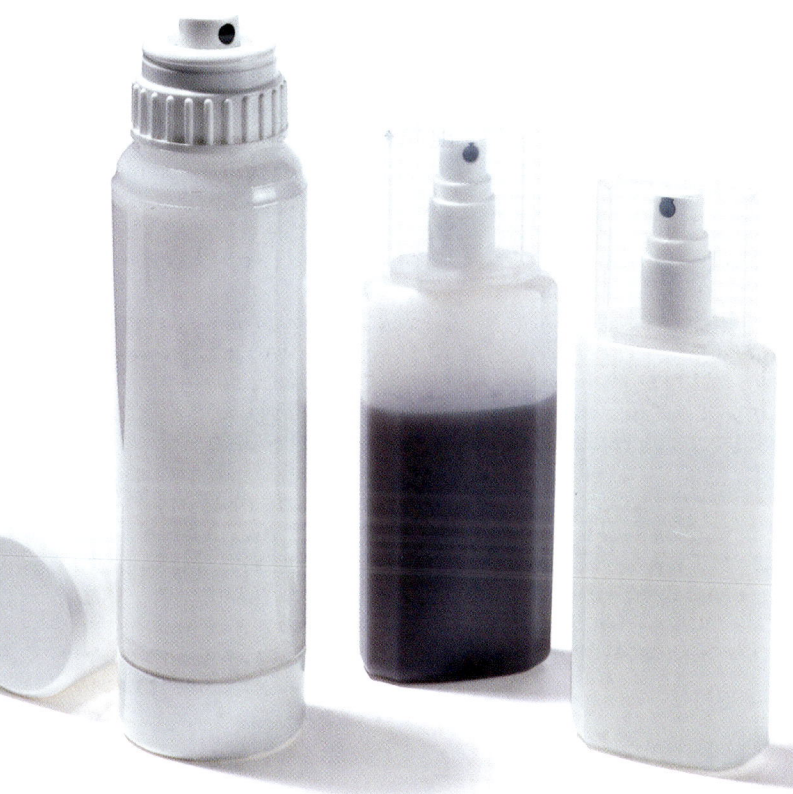

Zum Schluß das kosmetische Haar- bzw. Basiswasser in die Mischung rühren, bis eine gleichmäßig erscheinende Flüssigkeit entsteht. Haarspray in eine Pumpsprayflasche mit feiner Düse füllen. Unser Haarspray ist fast geruchlos und pflegt sogar das Haar, denn Vitamin-E-Acetat wirkt hier als Lichtschutz. Es kann mehrmals täglich verwendet werden.

### Haarspray ultra
(starker Halt)

Manche Frisuren, aber auch sehr kräftige und störrische Haare benötigen besonders starken Halt. Das Haarspray ultra kann genau wie das Haarspray für normalen Halt verwendet werden, seine Wirkung ist lediglich stärker. Mit diesem ultrastarken Spray können Sie auch einzelne Strähnen einsprühen und Ihr Haar auf diese Weise modellieren.

*Phase 1:*
6 Meßl.  Festigerpulver HF 64
50 ml  kosmetisches Haar- bzw.
Basiswasser D-95%

Festigerpulver HF 64 gründlich in kosmetischem Haar- bzw. Basiswasser lösen. **Achtung:** Das Pulver löst sich nur langsam.

*Phase 2:*
½ Meßl.  Vitamin-E-Acetat

Vitamin-E-Acetat in Phase 1 rühren.

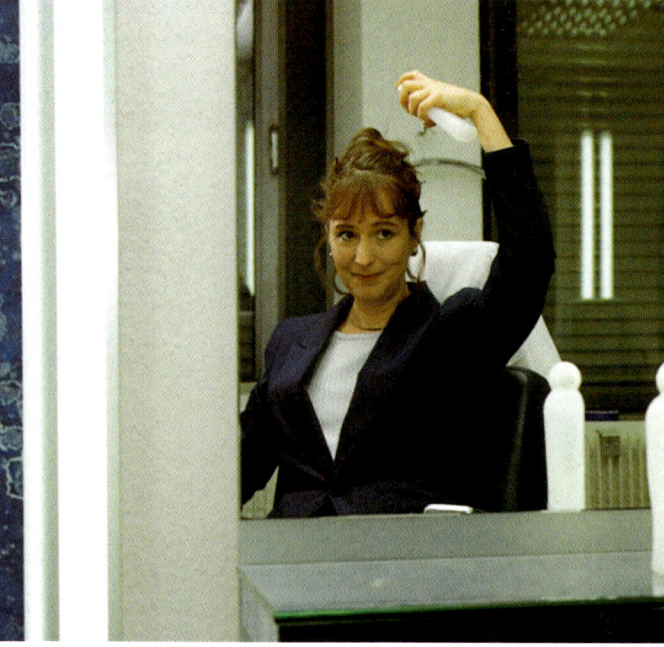

*Abb. 16:*    *Kurz vor dem Auftritt: Ellen Norten fixiert die aufwendige Steckfrisur mit Haarspray*

*Phase 3:*
50 ml  abgekochtes oder
dest. Wasser
1 Meßl.  Haarchitin HT
8 Tr.  Milchsäure
evtl. 10 Tr.  ätherisches Öl oder
Parfümöl

Haarchitin ins heiße Wasser geben, Milchsäure zutropfen und gut verrühren. Zu den vorher gemischten Bestandteilen geben, parfümieren und in eine Sprayflasche mit feinem Sprühkopf füllen.

Dieses Spray eignet sich sehr gut als Fönfestiger und verhindert das Aufladen der Haare.

### Spezielle Sprays

Der folgende Sprayfestiger fixiert nicht nur das Haar, sondern verleiht ihm zusätzlich noch einen leichten Farbreflex. Der Festiger kann auch hervorragend mit unseren entsprechenden Farbglanzshampoos (siehe *Seite 82*) kombiniert werden, da das Zusammenspiel den gewünschten Farbton noch intensiviert.

## Farbglanz Sprayfestiger
(starker Halt)

| | |
|---|---|
| 6 Meßl. | Festigerpulver HF 64 (für normalen Halt 3 Meßl.) |
| 40 ml | kosmetisches Haar- bzw. Basiswasser D-95% |
| 50 ml | Wasser |
| 10 ml | Farbglanz Pflanzenextrakt (Henna-, Kamillen-, Walnuß- oder Kornblumenextrakt) |
| evtl. 10 Tr. | ätherisches Öl oder Parfümöl |

Festigerpulver HF 64 in kosmetischem Haar- bzw. Basiswasser lösen. **Achtung:** Das Pulver löst sich nur langsam. Dann Wasser und Pflanzenextrakt zugeben, eventuell parfümieren und in eine Sprayflasche mit feinem Sprühkopf füllen. Der Pflanzenextrakt verleiht dem Haar einen ganz leichten Farbreflex und hat zudem pflegende Eigenschaften. Je nach Haarfarbe kann Henna- (Rotton), Walnuß- (Braunton), Kamillen- (Blondton) und Kornblumenextrakt (Blauton für weißes und graues Haar) verwendet werden.

## Haarglanz- und Pflegespray

| | |
|---|---|
| 60 ml | abgekochtes oder dest. Wasser |
| 40 ml | kosmetisches Haar- oder Basiswasser D-95% |
| 1 Meßl. | Nuratin P |
| 2 Msp. | Elastinpulver P |
| 5 Tr. | Betain |
| 5 Tr. | ätherisches Öl oder Parfümöl |

Wasser und kosmetisches Haar- bzw. Basiswasser mischen und die übrigen Zutaten zugeben. Fertige Mischung in einen Zerstäuber mit feiner Düse oder eine Pumpsprayflasche füllen und die nassen oder trockenen Haare damit einsprühen – sie erhalten Elastizität und einen wunderbaren Glanz.
Dieses Spray eignet sich besonders für die Anwendung in stumpfem, sprödem Haar. Für fettige Haare sollte es nicht verwendet werden, da sie zu sehr beschwert würden, was den fettigen Eindruck noch verstärkt.

## Haargel für alle Tage

Mit Haargel lassen sich plattgelegene Frisuren wieder in Form bringen, Locken stärker modellieren oder einzelne Haarsträhnen betonen. Haargel peppt die Frisur aber auch für den großen Auftritt am Abend auf.
Bei diesem Haargel handelt es sich um mehr oder weniger starke Konditionierer, die praktisch keine Rückstände im Haar hinterlassen. Die Haare brauchen also nach der Anwendung nicht ausgebürstet oder gar gewaschen zu werden. Einfach eine kleine Menge Haargel in den Handflächen verteilen,

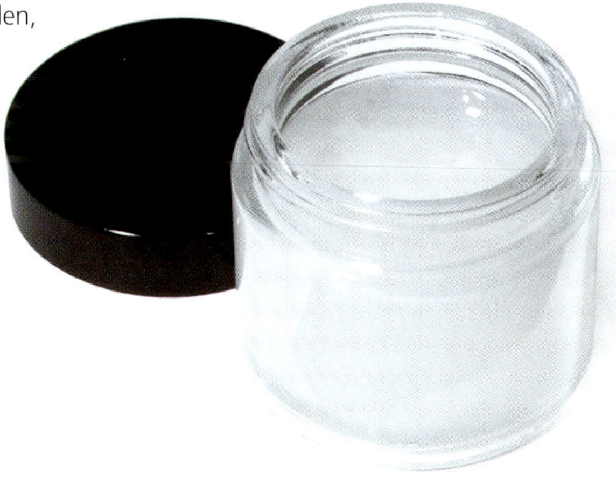

*Abb. 17: Das Haargel der Hobbythek hinterläßt so gut wie keine Rückstände im Haar.*

breitflächig in die Haare geben oder einzelne Strähnen damit modellieren.

## Haargel HT

| | |
|---|---|
| 1 Meßl. | Gelbildner HT |
| 20 ml | kosmetisches Haar- bzw. Basiswasser D-95% |
| 80 ml | frisch abgekochtes oder dest. Wasser |
| evtl. 3–5 Tr. | ätherisches Öl oder Parfümöl mit 3–5 Tr. LV 41 versetzt |

Gelbildner und kosmetisches Haar- bzw. Basiswasser verrühren, lauwarmes Wasser dazugeben und beständig rühren. Der Gelbildner löst sich relativ langsam, lauwarmes Wasser beschleunigt den Vorgang. Falls Sie Ihr Haargel parfümieren, kann durch das ätherische Öl eine leichte Trübung entstehen. Diese beeinträchtigt keineswegs die Wirkung. Die Zugabe des Lösungsvermittlers LV 41 ins ätherische Öl verhindert diese Trübung.
Für die Herstellung des Haargels gibt es noch einen einfachen Trick: Statt ein zweites Mal zu rühren, kann nämlich ge-

schüttelt werden. Dazu werden Gelbildner und kosmetisches Haar- bzw. Basiswasser in ein gut verschließbares 150- bis 200-Milliliter-Gefäß gegeben und gleichmäßig verrührt. Nun wird das Wasser zugesetzt, das Gefäß verschlossen und ordentlich geschüttelt. Fertig – das Gel bildet sich beim Schütteln von alleine. Kirschgroße Gelmenge an den Fingerspitzen verteilen und mit den Fingern durch die Haare fahren. Je nach Haarfülle mehrmals wiederholen.

### Gelfestiger „ultra"

Unser Gelfestiger „ultra" ist für das Haarstyling gedacht. Das Ergebnis fällt entsprechend der zugesetzten Menge Festigerpulver aus: Zwei Meßlöffel verleihen dem Haar nur leichten Halt, bei drei bis vier ist es ein mittlerer Halt und fünf bis sechs Meßlöffel liefern einen starken Halt. Sieben bis acht Meßlöffel sind in ihrer Wirkung „ultra", d. h. damit können Sie auch eine Punkfrisur „zementieren". Überlegen Sie sich also vor dem Anrühren, für welchen Zweck bzw. welche Art von Frisur das Gel verwendet werden soll.

| | |
|---|---|
| 1 Meßl. | Gelbildner HT |
| 2–8 Meßl. | Festigerpulver HF 64 |
| 20 ml | kosmetisches Haar- bzw. Basiswasser D-95% |
| 20 Tr. | D-Panthenol |
| evtl. 2–3 Tr. | ätherisches Öl oder Parfümöl mit 2–3 Tr. LV 41 versetzt |
| 80 ml | Wasser |

Gelbildner und Festigerpulver HF 64 mit kosmetischem Haar- bzw. Basiswasser und D-Panthenol verrühren, bei Bedarf parfümieren und mit kaltem oder lauwarmem Wasser versetzen. Beständig rühren oder schütteln (siehe *links*). Pflaumengroße Gelmenge in der Hand verteilen, mit den Fingern durch die Haare fahren oder einzelne Strähnen modellieren. Je nach Haarfülle mehrmals wiederholen.

### Wetgel mit Sonnenschutz

Unser Wetgel, eine modische Variante zu normalem Haargel, hinterläßt einen „nassen" Eindruck im Haar, der durch das Glycerin hervorgerufen wird. Durch den Zusatz der Lichtschutzsubstanz SoFiW eignet es sich auch für den Urlaub am Meer. Dort werden die Haare dann durch das Gel besonders gut vor der Sonne geschützt (etwa Lichtschutzfaktor 3). Wer das nicht braucht, kann SoFiW bei der Zubereitung einfach weglassen; dick aufgetragenes Wetgel schützt nämlich auch ohne Lichtschutzfaktor in gewissem Maß vor ausbleichenden Sonnenstrahlen.

| | |
|---|---|
| 1 Meßl. | Gelbildner HT |
| 2–4 Meßl. | Festigerpulver HF 64 |
| 20 ml | kosmetisches Haar- bzw. Basiswasser D-95% |
| 50 ml | Wasser |
| 30 g | Glycerin |
| 20 Tr. | D-Panthenol |
| 1 Meßl. | Vitamin-E-Acetat |
| 2 Meßl. | SoFiW |
| evtl. 3–5 Tr. | ätherisches Öl oder Parfümöl mit 2–3 Tr. LV 41 versetzt |

Gelbildner und Festigerpulver mit kosmetischem Haar- bzw. Basiswasser verrühren, lauwarmes Wasser, Glycerin, D-Panthenol, Vitamin-E-Acetat und für den Sonnenschutz SoFiW zugeben und alles gut verrühren. Bei Bedarf parfümieren. Gel in einen Cremetiegel oder ein Schraubgefäß füllen. Kirschgroße Gelmenge an den Fingerspitzen verteilen und mit den Fingern durch die Haare fahren. Je nach Haarfülle mehrmals wiederholen.

## Haarschick für Männer

### Brillantine

| | |
|---|---|
| 20 ml | Algen-, Jojoba- oder Mandelöl |
| 2 g | Ceralan |
| ½ Meßl. | Vitamin-E-Acetat |
| 4 Tr. | D-Panthenol |
| 8–10 Meßl. | Kieselsäurepulver |
| evtl. 3 Tr. | ätherisches Öl oder Parfümöl |

Öl und Ceralan gemeinsam auf dem Herd auf kleinster Stufe oder im Wasserbad schmelzen, dann Vitamin-E-Acetat, D-Panthenol und Kieselsäurepulver zugeben. Brillantine glattrühren, eventuell parfümieren und in einen Cremetopf füllen. Die Brillantine sieht besonders originell aus, wenn das grüne Algenöl verwendet wird.
Sie gibt dem Haar Halt und hinterläßt einen fettigen Glanz. Früher wurde Brillantine von Männern regelmäßig benutzt, galt lange als unmodern und ist

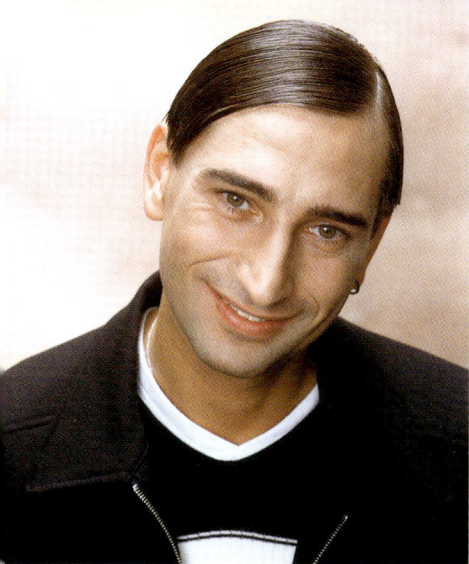

*Abb. 18: Brillantine wird auf das Haar gegeben und mit einem feinzinkigen Kamm eingekämmt.*

heute wieder „megacool". Brillantine wird aufs Haar gegeben und mit einem feinzinkigen Kamm eingekämmt.

## Haarwachs

| | |
|---|---|
| 50 g | weiße Vaseline |
| 5 g | weißes Bienenwachs oder Ceralan |
| 5 Tr. | Kokosduftöl |

Vaseline mit Bienenwachs bzw. Ceralan auf dem Herd auf kleinster Stufe oder im Wasserbad schmelzen, mit Kokosduftöl parfümieren und kaltrühren. Bienenwachs macht das Haarwachs etwas weicher, Ceralan dagegen fester. Haarwachs wird ganz sparsam ins Haar hineingeknetet – am besten mit den Fin-

gerspitzen. Er dient dazu, einzelne Strähnen hervorzuheben bzw. Locken zu modellieren.

## Dekorative Haarkosmetik

### Farbige Haargels

#### Haargel mit Farbeffekt

| | |
|---|---|
| 100 g | Haargel (Grundrezept siehe *Seite 79*) |
| 1 Meßl. | Perlglanzpigment |

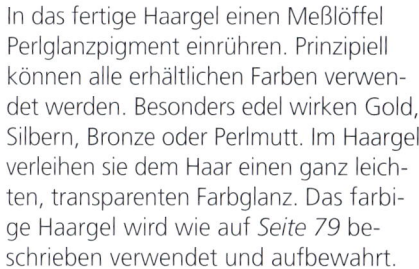

In das fertige Haargel einen Meßlöffel Perlglanzpigment einrühren. Prinzipiell können alle erhältlichen Farben verwendet werden. Besonders edel wirken Gold, Silbern, Bronze oder Perlmutt. Im Haargel verleihen sie dem Haar einen ganz leichten, transparenten Farbglanz. Das farbige Haargel wird wie auf *Seite 79* beschrieben verwendet und aufbewahrt.

### Haarmascara auf Gelgrundlage

| | |
|---|---|
| 20–30 g | Haargel (Grundrezept siehe *Seite 79*) |
| 4–5 Meßl. | Perlglanzpigment |

In das fertige Haargel wird Perlglanzpigment (Farbe nach Wahl) gerührt. Die fertige Haarmascara wird in eine leere Mascarahülle gegeben und mit dem dazugehörigen Rundbürstchen auf einzelne Strähnen aufgetragen. Die Farbe ist etwas intensiver als im Haargel mit Farbeffekt, dadurch lassen sich verschiedenfarbige Reflexe ins Haar zaubern. Beachten Sie bei der gewählten Gelmenge die Größe der Mascarahülle!

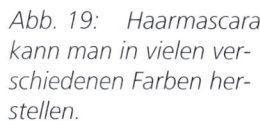

*Abb. 19: Haarmascara kann man in vielen verschiedenen Farben herstellen.*

# Farbglanzshampoos

Unseren Farbglanzshampoos haben wir färbende Pflanzenextrakte zugesetzt. Damit lassen sich die Haare zwar nicht komplett tönen oder gar färben – dafür müßten die Extrakte wesentlich höher dosiert sein –, aber unsere Farbglanzshampoos geben dem Haar einen schönen Farbreflex. Auf diese Weise können Sie z. B. eine Haartönung auffrischen, die schon etwas verblaßt ist. Um einen sichtbaren Effekt zu erzielen, sollten Sie die Farbglanzshampoos häufiger anwenden. Sie können den entsprechenden Pflanzenextrakt ganz einfach in das Ihrem Haartyp entsprechende Shampoo einrühren. Allerdings müssen Sie die dort angegebene Wassermenge um die Menge des Farbextraktes reduzieren, da das Shampoo sonst zu flüssig wird. Wenn Sie also 20 Milliliter Farbextrakt verwenden wollen, müssen Sie 20 Milliliter weniger Wasser als im Rezept angegeben verwenden.

**W**ichtig ist, daß Sie das Farbglanzshampoo gut in die Haare einmassieren; nehmen Sie sich also für das Haarewaschen ein wenig Zeit. Eine Kur sollten Sie nach der Behandlung nicht verwenden, denn dadurch kann der Farbglanzeffekt verringert werden.
Die Wirkung der Farbglanzshampoos kann mit dem Farbglanz-Sprayfestiger von *Seite 79* noch unterstützt werden.

## Farbglanzshampoo für blondes Haar

Shampoorezept je nach Haartyp
(Wasser reduzieren!)
10–20 ml  Kamillenextrakt

Die Mengenangabe beim Kamillenextrakt bezieht sich auf 200 Gramm Shampoo, für 100 Gramm Shampoo muß die Mengenangabe also entsprechend halbiert, für 50 Gramm Shampoo geviertelt werden.
Der Kamillenextrakt wird nach dem Wasser in die Tensidmischung hineingerührt. Für einen sehr leichten Effekt reichen zehn Milliliter, für einen deutlichen Effekt sollten Sie 20 Milliliter verwenden. Der helle, gelbe Glanz der Kamille kommt nur in blondem Haar zum Ausdruck.

## Farbglanzshampoo für braunes Haar

Shampoorezept je nach Haartyp
(Wasser reduzieren!)
10 bis max. 50 ml  Walnußextrakt

Die Mengenangabe beim Walnußextrakt bezieht sich auf 200 Gramm Shampoo, für 100 Gramm Shampoo muß die Mengenangabe halbiert, für 50 Gramm Shampoo geviertelt werden. Der Walnußextrakt wird nach dem Wasser in die Tensidmischung gerührt. Für einen sehr leichten Effekt reichen zehn Milliliter, für einen deutlichen Effekt sollten über 20 Milliliter bis hin zu 50 Millilitern verwendet werden. Der braune Glanz der Walnuß kommt am besten in braunem oder aschblondem Haar zur Wirkung.

## Farbglanzshampoo für graues oder weißes Haar

Shampoorezept je nach Haartyp
(Wasser reduzieren!)
10–20 ml  Kornblumenextrakt

Die Mengenangabe beim Kornblumenextrakt bezieht sich auf 200 Gramm Shampoo, für 100 Gramm Shampoo muß die Mengenangabe halbiert, für 50 Gramm Shampoo geviertelt werden. Der Kornblumenextrakt wird nach dem Wasser in die Tensidmischung gerührt. Für einen sehr leichten Effekt reichen zehn Milliliter aus, falls Ihnen der Blauton nicht intensiv genug ist, darf die Menge auch auf 20 Milliliter verdoppelt werden.

**D**er bläuliche Glanz der Kornblume überlagert den Gelbstich in grauen oder weißen Haaren. Dieser entsteht dadurch, daß beim Ergrauen zunächst die Produktion des braunen Melanins eingestellt, rötliches Melanin aber noch eine Zeitlang weitergebildet wird. Das Haar wirkt nach der Behandlung mit Kornblumenextrakt also nicht unbedingt blau, sondern eher strahlend weiß.

## Farbglanzshampoo rot

Shampoorezept je nach Haartyp
(Wasser reduzieren!)
10–20 ml  Hennaextrakt

Die Mengenangabe beim Hennaextrakt bezieht sich auf 200 Gramm Shampoo, für 100 Gramm Shampoo muß die Mengenangabe halbiert, für 50 Gramm Shampoo geviertelt werden. Der Hennaextrakt wird nach dem Wasser in die Tensidmischung gerührt. Für einen sehr leichten Effekt reichen zehn Milliliter, für einen deutlichen Effekt sollten Sie 20 Milliliter verwenden. Henna verleiht einen roten Farbglanz. Diesen sieht man bei fast allen Haarfarben, lediglich in sehr dunklen Haaren geht der Farbeindruck verloren. Wer mehr Farbe wünscht, der kann sein Haar mit Henna auch tönen (siehe *Seite 84*).

## Tönen und Pflegen mit Henna

Hennagefärbte Haare waren das typische Zeichen der Hippiegeneration der

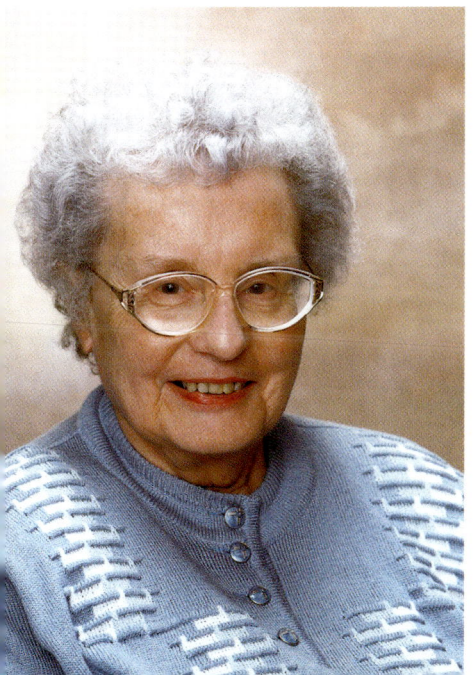

70er Jahre. Die Blumenkinder brachten damals das Pflanzenpulver aus Indien mit. In kurzer Zeit wurde es sehr populär – wer etwas auf sich hielt, der färbte mit. Allerdings fielen die Farben damals viel kräftiger aus als heute. Das kann daran gelegen haben, daß es noch keine Deklarationspflicht für die Inhaltsstoffe von Kosmetika gab. Wer weiß, welche chemischen Hilfsmittel sich im angeblich naturbelassenen Pulver befanden. Heute sind die Verbraucher wesentlich kritischer, und so stammt ein Großteil der Henna sogar aus ökologischem Anbau. Chemische Farbstoffe, die den Farbeffekt verstärken könnten, sind hier nicht zu finden, und das ist auch gut so. Schließlich bleibt das angerührte Hennapulver unter Umständen über Stunden auf dem Kopf. Chemische Zusätze könnten dabei die Kopfhaut reizen und teilweise sogar in die Blutbahn gelangen.

### Henna – ein besonderer Strauch

Der Henna- oder Zypernstrauch *Lawsonia inermis* zählt zu der Familie der Weiderichgewächse. Die Pflanze ähnelt dem Liguster und wird bis zu drei Meter hoch. Die Blätter sind schmal gestreckt, die Blüten weißlichgelb bis ziegelrot. Der Hennastrauch ist in den Mittelmeerländern heimisch,

*Abb. 20: Das Farbglanzshampoo mit Kornblumenextrakt verleiht grauem und weißem Haar einen vornehmen zart bläulichen Schimmer.*

wächst aber auch in Sri Lanka, Indien, Ägypten, Pakistan, Sudan, Australien und in China und wird zum Teil kultiviert.

Henna wird auch eine heilende Wirkung nachgesagt. Innerlich angewendet soll sie bei Amöbenruhr und Magen-Darm-Beschwerden, äußerlich bei Hauterkrankungen und -ausschlägen sowie bei Verbrennungen und Pilzerkrankungen helfen.

Die färbende Wirkung der Hennapflanze beruht in erster Linie auf einem Farbstoff mit dem Namen „Lawson". Chemisch handelt es sich dabei um ein sogenanntes Naphthochinon. Es ist mit dem Naphthalin verwandt, ein Wirkstoff, der früher in Mottenkugeln für den unangenehmen Geruch sorgte. Beim Geruch von Henna scheiden sich indes die Geister: Viele Orientalen halten ihn für anregend, ja sogar erotisierend, Westeuropäer schätzen ihn weniger und vergleichen ihn manchmal sogar mit Hühnerkot.

Lawson ist im Gegensatz zum Mottenwirkstoff Naphthalin nicht giftig, kann aber Kontaktallergien auslösen. Sollten Sie noch nie Henna verwendet haben, empfiehlt sich ein Allergietest. Rühren Sie dazu eine kleine Menge Henna an und streichen Sie sich dieses Gemisch auf den Unterarm. Wenn die Paste getrocknet ist, kann sie abgewaschen werden. Treten nach 24 Stunden keine Rötungen oder Reizungen auf, kann man sich Haare und Haut mit dem Pflanzenfarbstoff färben. Personen, die zu Kontaktallergien neigen, können den Test nach vier Wochen noch einmal wiederholen, da die allergische Reaktion auch erst beim zweiten Kontakt auftreten kann.

### Hennaqualitäten

Zum Färben werden ausschließlich die Blätter und manchmal die Stengel des Strauches verwendet. Sie werden getrocknet und zu Pulver gemahlen. Die im Frühling geernteten Blätter sind zum Färben noch ungeeignet. Sie enthalten vor allem Gerbsäure, die auch Henna-Tanninsäure genannt wird. Sie zieht das Keratin im Haar aufgrund ihres sauren pH-Wertes zusammen und wird deshalb zur Pflege eingesetzt. Diese „neutrale" Henna verleiht den Haaren eine feste und glänzende Struktur. Eine allzu häufige Anwendung ist aber trotzdem nicht zu empfehlen, da das Haar dann auf Dauer spröde wird.

Erst im Herbst ist der Gehalt des färbenden Lawson in den Blättern so hoch, daß diese zum Färben verwendet werden können. An heißen Standorten bildet die Hennapflanze übrigens besonders viel von diesem Farbstoff.

### Tönen mit Henna

Bei der Behandlung der Haare mit Henna gelangen die relativ kleinen Farbstoffmoleküle in das Haar hinein und setzen sich dort so fest, daß sie erst

nach mehreren Haarwäschen wieder verblassen. Beim Tönen überdeckt Henna nicht die natürliche Haarfarbe, sondern ergänzt sie. Die Hennatönung fällt damit sehr individuell aus. Deshalb sollten Sie vor der ersten Anwendung eine Haarsträhne zur Probe mit Henna tönen, um nicht ihr blaues, besser gesagt kupferrotes, Wunder zu erleben. Vor allem bei Blondschöpfen ist dies angeraten, denn je heller die eigene Haarfarbe ist, desto stärker wird die Rottönung durchschlagen.

Henna sollte man nicht auf bereits gefärbte oder stark ergraute Haare auftragen. Die Tönung würde dann stark fleckig werden. Einzelne graue Haare sind dagegen kein Problem, sie werden mit Henna wirkungsvoll abgedeckt.

### Hennatönung rot

| | |
|---|---|
| 100 g | Hennapulver (rot färbend) |
| 225–250 ml | Wasser |
| evtl. 1 | Eigelb und einige Tropfen Mandel- oder Olivenöl |

Das grünliche Hennapulver wird mit 60°C warmem Wasser in einer Schüssel oder einem tiefen Teller mit der Gabel angerührt. Zur zusätzlichen Pflege kann man der Mischung auch noch ein Eigelb und einige Tropfen Pflanzenöl hinzufügen, dadurch wird trockenes Haar geschmeidig und glänzend. Außerdem

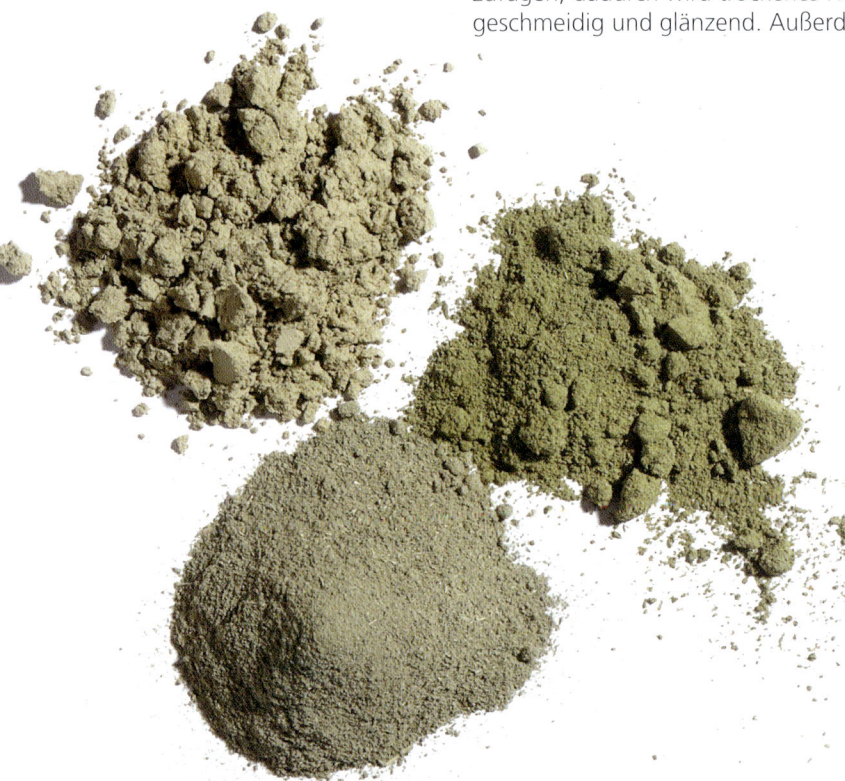

*Abb. 21. Henna tönt nicht nur die Haare, sondern pflegt sie auch.*

läßt sich der Brei dann besser auf dem Kopf verteilen. Geben Sie das Wasser nach und nach zu, damit der Brei nicht zu dünnflüssig wird.

Er sollte etwas abkühlen und dann möglichst gleichmäßig auf dem gewaschenen und handtuchtrockenen Haar verteilt werden. Das geht am besten mit einem grobzinkigen Lockenkamm oder einem Färbepinsel mit starren Borsten. Legen Sie sich ein altes Handtuch über die Schultern und tragen Sie Plastikhandschuhe, um die Hände zu schonen. Die Haut am Haaransatz und die Ohren sollten Sie zuvor mit einer Fettcreme, z. B. Vaseline, einreiben, so lassen sich färbende Hennareste nachher am besten entfernen. Wer es besonders gründlich machen will, kann einen langen Strang aus Watte am Haaransatz vorbei um den Kopf schlingen. Auf der Cremeschicht hält das recht gut.

Das Färbeergebnis wird besonders intensiv, wenn Sie statt Wasser zum Anrühren der Paste schwarzen Tee oder Rotwein verwenden. Nach dem Auftragen des Hennabreis eine Plastik-Duschhaube oder eine hochgekrempelte Mülltüte aufsetzen und ein altes Handtuch darum wickeln, um die Haare warm zu halten. Bei Wärme entfaltet die Henna besonders gut ihre färbende

Wirkung. Stecken Sie Ihre Ohren nicht mit unter die Tüte, denn sonst werden sie ebenfalls rot gefärbt.
Und jetzt heißt es, Geduld haben – wie lange, das hängt von Ihrer Ursprungs-haarfarbe ab: Hellblonde Haare erhalten bereits nach ungefähr zehn Minuten einen rötlichen Glanz, bei mittelblonden Haaren sind 30 Minuten ausreichend, bei dunkleren Haaren kann die Hennapaste schon bis zu vier Stunden brauchen, um deutliche Spuren auf Ihrem Kopf zu hinterlassen. Blonde Haare sind nach dieser Zeit orange, rot oder auch intensiv karottenrot, braune Haare erhalten einen intensiven Rotton.
**Unser Tip:** Nutzen Sie diese Zeit für einen Wohlfühl-Nachmittag oder -Abend. Legen Sie sich in die Badewanne und lassen Sie es sich gut gehen. Derart mit Mülltüte oder Duschhaube „bekleidet", wagen Sie sich wahrscheinlich ohnehin nicht vor die Tür.

### Schwarze Henna
Rote Henna liefert eine echte Rottönung, schwarze Henna hingegen enthält zusätzlich den blauen Farbstoff Indigo. Das Ergebnis ist zweifelhaft: Zwar entsteht zunächst ein schwarzer Ton, da Indigo allerdings nicht lichtecht ist, verblaßt die Farbe sehr schnell, und unter Umständen schlägt das natürliche

Hennarot nach einigen Tagen durch. Wer es trotzdem probieren möchte, für den ist das nachfolgende Rezept.

### Hennatönung schwarz

| | |
|---|---|
| 100 g | Hennapulver (schwarz) |
| 225–250 ml | Wasser |
| evtl. 1 | Eigelb und einige Tropfen Mandel- oder Olivenöl |

Zubereitung und Anwendung siehe „Hennatönung rot", als Einwirkzeit gelten ein bis zwei Stunden.

### Pflege mit farbneutraler Henna
Wem es nicht auf die färbenden, sondern auf die pflegenden Eigenschaften der Hennablätter ankommt, für den empfiehlt sich die Anwendung von farbneutraler Henna.

### Hennapflegekur

| | |
|---|---|
| 100 g | Hennapulver (neutral) |
| 225–250 ml | Wasser |
| evtl. 1 | Eigelb und einige Tropfen Mandel- oder Olivenöl |

Zubereitung und Anwendung siehe „Hennatönung rot", als Einwirkzeit reicht eine halbe Stunde.

# Henna-Tattoos – dekorative Elemente auf Zeit

Der Einsatz von Henna zur Bemalung des Körpers hat eine lange Tradition: Schon vor 5000 Jahren färbten die Ägypter ihre Toten damit. Später begannen die Frauen, ihre Hände und Füße mit Henna zu färben und zu bemalen. Im Sudan ist diese Tradition noch sehr lebendig. Für eine verheiratete Sudanesin ist der Gebrauch von Henna ganz selbstverständlich, fast schon Pflicht. Sie muß auf jeden Fall ihre Fingerspitzen und Fußsohlen schwarz färben. Bei besonderen Anlässen, vor allem der Hochzeit, verzieren sich die Frauen ihre Hände und Füße darüber hinaus mit wunderschönen kunstvollen Ornamenten.

Ich, Ellen Norten, habe 1984 zwei Monate im Sudan studiert und wurde dabei auch in der Verwendung von Henna unterwiesen. Die einheimischen Frauen zeigten und erklärten mir alles, was

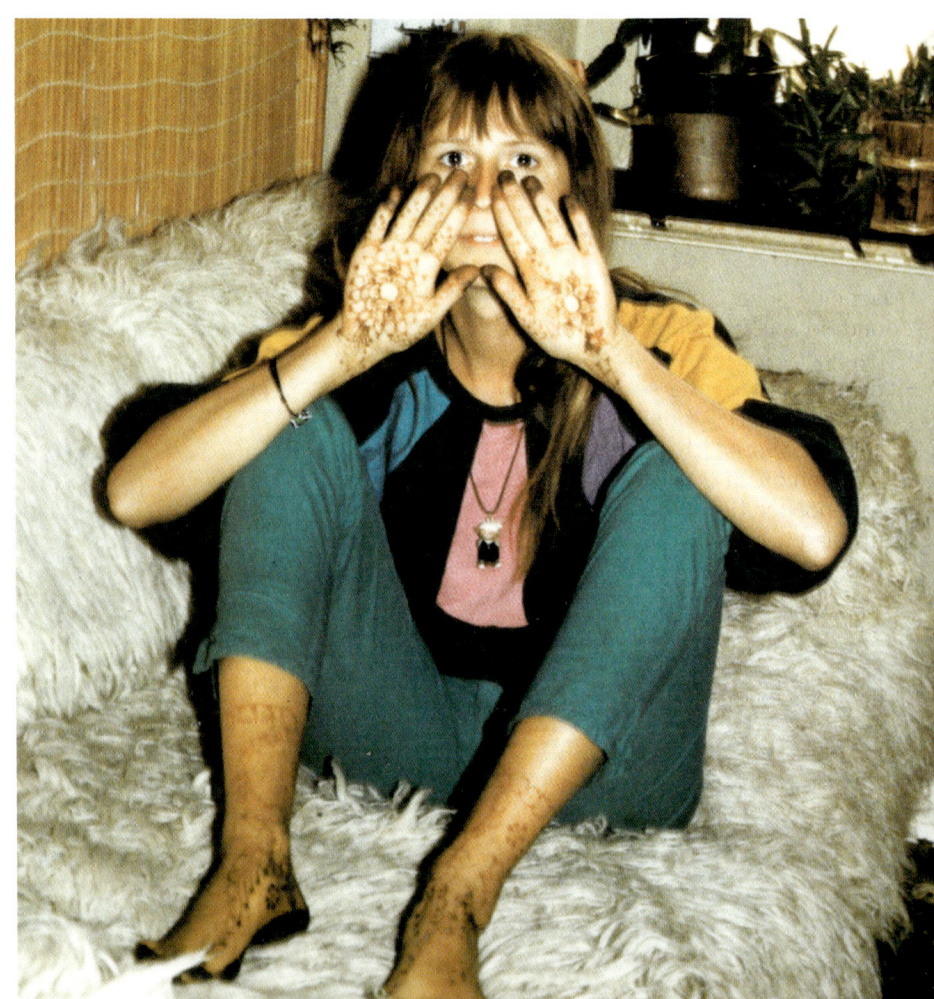

*Abb. 1: Solch aufwendige Ornamente gelingen nur Profis: Ellen Norten zurück aus dem Sudan.*

man über die Kunst der Hennabemalung wissen muß. So dürfen sich unverheiratete Frauen normalerweise höchstens eine Hand bemalen. Bei mir wurde damals aber eine Ausnahme gemacht. Während meines Studienaufenthaltes in Khartoum hatte ich ständig bemalte Hände und Füße. Damit war ich damals dem Trend weit voraus, denn in Deutschland war diese Art der Körperbemalung noch völlig unbekannt. Heute sind Henna-Tattoos hierzulande der letzte Schrei.

Die Sudanesinnen, die mit mir im Studentenwohnheim wohnten, ließen es sich nicht nehmen, mir die prächtigen Ornamente aufzulegen. Zum Abschied verzierte mich sogar eine professionelle Künstlerin mit besonders aufwendigen Motiven.

Nicht zu empfehlen sind allerdings die im Sudan verwendeten Rezepturen. Damit die Hennaornamente, Fingerspitzen und Fußsohlen wirklich schwarz wurden, rieben die Frauen die Haut, nachdem die Hennapaste entfernt wurde, mit einem nach Ammoniak riechenden Salz ein. Vermutlich handelte es sich um Ammoniumchlorid. Dieses wurde in Olivenöl gerührt und fest in die Haut massiert. Danach wurden Hände und Füße in Plastiktüten gesteckt und zugebunden. Darunter brodelte dann das Salz, bis nach einer halben Stunde die Erlösung kam. Für die Hochzeitsbemalung wurde dem Hennapulver auch noch eine chemische Farbe zugesetzt. Für meine Haut war das leider zuviel, ich habe meine Schönheit mit einer schweren Kontaktallergie bezahlt.

## Henna-Tradition

Henna wird seit dem 12. Jahrhundert auch in Indien und Pakistan verwendet. Die Inder nennen die Hennaornamente „Mehendi". Auch in Indien und den Golfregionen spielt Henna bei Hochzeiten eine wichtige Rolle. Am Vorabend der Hochzeit kommen die weiblichen Verwandten und Freundinnen zum Hennaabend. Zu ihnen zählt auch die angehende Schwiegermutter, sie trägt der Braut den ersten Punkt auf die Hand auf. Seine Farbintensität steht für die Liebe, die die Familie des Bräutigams der Braut entgegenbringt.

### Henna bei uns

Nachdem Stars wie Madonna und Demi Moore Henna-Tattoos auch in der westlichen Welt zu Popularität verholfen haben, sind sie auch bei uns absolut „in". Von Vorteil ist, daß sie (abgesehen von möglichen allergischen Reaktionen) die Haut nicht schädigen und nach ein paar Tagen oder Wochen von alleine wieder verblassen.

## Ornamente und mehr – Henna auf der Haut

Vor dem Auftragen der Hennapaste muß die Haut gründlich gereinigt werden, um ein gleichmäßiges und intensives Einwirken des Farbstoffes zu gewährleisten. Dann wird sie mit fettem Öl eingefettet und mit ätherischem Eukalyptusöl eingerieben. Dies bewirkt eine intensivere Farbstoffaufnahme. Im Prinzip kann man das rot färbende Hennapulver einfach mit Wasser andicken und auftragen, dann ist die Farbintensität des Tattoos allerdings nicht allzu stark. Mit Zusätzen kann der rote Farbton des Hennas ins Braune bis Dunkelbraune verstärkt werden. Erwarten Sie aber keine Wunder – intensive Henna-Tattoos sind fast immer unter Zuhilfenahme von zusätzlichen Farbstoffen entstanden. Wohin das führen kann, habe ich, Ellen Norten, am eigenen Leib erfahren. Wir geben deshalb hier nur ein schonendes Rezept weiter:

| | |
|---:|---|
| 250 ml | Wasser |
| 2 Teebeutel | schwarzer Tee |
| 2 TL | Kaffee |
| 100 g | Hennapulver |
| 5 Tr. | Eukalyptusöl |
| 3 Tr. | Zitronenöl |
| 2 Tr. | Nelkenöl |

Wasser in einen Topf füllen und Teebeutel sowie Kaffee dazugeben. Einmal aufkochen und bei schwacher Hitze eine Stunde ziehen lassen. Die abkühlende Flüssigkeit wird durch ein Sieb gegeben, so werden kleinere und größere Partikel, die ein sauberes Auftragen beeinträchtigen könnten, entfernt.

Fügen Sie die Flüssigkeit unter Rühren dem Hennapulver bei. Dieses können Sie vorher ca. zwei- bis dreimal durchsieben, um eventuell vorhandene Pflanzenreste zu entfernen. Das fertige Gemisch sollte nicht zu dünnflüssig sein, sondern eine breiige Konsistenz haben. Lassen Sie die Paste an einem kühlen, trockenen Ort etwa drei Stunden ruhen und fügen Sie zuletzt noch Eukalyptus-, Zitronen- und Nelkenöl hinzu. Gut verrühren. Die so entstandene Hennapaste kann jetzt verwendet werden.

Um die Hennapaste während der Einwirkzeit länger feucht zu halten, kann nach dem Auftragen noch ein Gemisch aus zwei Teilen Zitronensaft und einem Teil Zucker auf die Haut gerieben werden. Durch den Zuckeranteil entsteht eine klebrige Mischung, die das Abbröckeln der Hennapaste später verhindert und ihr statt dessen Feuchtigkeit zufügt, so daß die Farbe besser einwirken kann.

## Schöne Ornamente

Die Hennapaste kann aufgespritzt oder mit einem Stäbchen aufgetragen werden. Im Sudan ist die Spritztechnik sehr verbreitet. Der Hennabrei wird dabei in die Spitze eines Plastiktütchens gege-

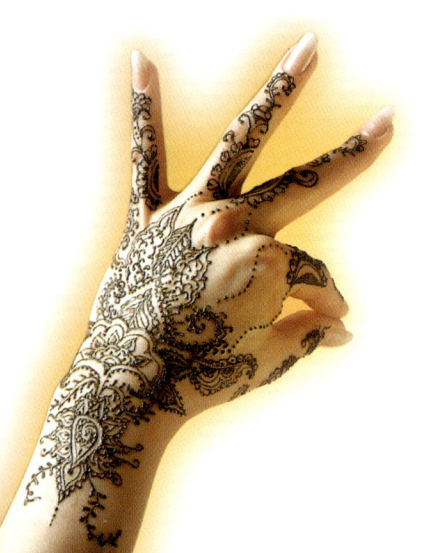

ben. Dieses wird in 30 bis 40 Zentimetern Höhe abgeschnitten und zugebunden. Nun wird in die Spitze der Plastiktüte mit einer Nadel ein feines Loch gebohrt. Das austretende Hennawürstchen kann kunstvoll auf die Haut gespritzt werden. Leichter Druck auf die Tüte reicht aus, um die Hennamasse weiter herausquellen zu lassen. Mit dieser Technik lassen sich feinstrichige Ornamente, Schriftzeichen und ähnliches auftragen. Sie sollten vorher allerdings etwas üben. Am einfachsten ist es, die gewünschten Motive zunächst als Vorlage auf Papier zu zeichnen oder fertige Schablonen zu verwenden.

Die fertigen Hennamotive müssen über Nacht (mindestens acht Stunden) einwirken. Erst dann kann die Hennapaste abgeschabt werden. Kleine Motive können Sie während der Einwirkzeit mit Pflaster abdecken. Am einfachsten lassen sich derartige Malereien übrigens mit Hilfe von Freunden auftragen.

## Gefärbte Nägel

Besonders interessant fand ich, Ellen Norten, im Sudan das Färben der Fingerspitzen. Der Hennabrei wurde dazu wie ein Fingerhut um die einzelnen Fingerspitzen gelegt und sauber abgeschnitten. Bei diesem Verfahren werden auch die Fingernägel mitgefärbt. Bei ihnen bleibt die Färbung allerdings erhalten, sie muß rauswachsen. Das gleiche gilt natürlich für die Fußnägel, die mit den Zehen und der Fußsohle gefärbt werden können.

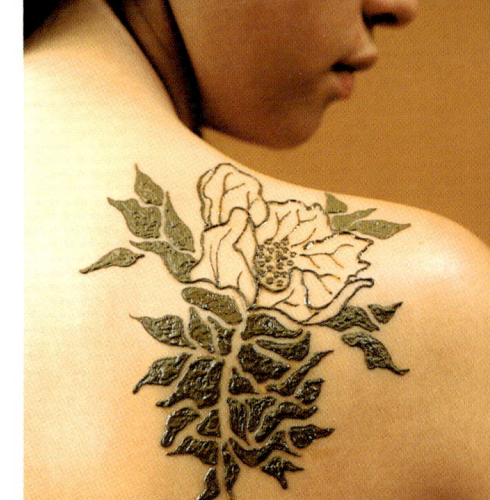

Abb. 2:    Henna-Tattoos – dekorative Elemente auf Zeit.

**Achtung:** Wenn Sie tatsächlich Ihre Fußsohlen färben wollen, bedenken Sie, daß Sie acht Stunden lang nicht aufstehen können. Das Färben der Fußsohlen verbraucht auch mindestens 200 Gramm Henna, also unser doppeltes Rezept.

### Fertig!

Nachdem die Prozedur überstanden ist, wird das eingetrocknete Hennapulver abgekratzt. Auch wenn es schwerfällt, nach Möglichkeit sollte überhaupt kein Wasser verwendet werden. Die gefärbten Hautpartien müssen nun mit einem beliebigen Öl eingerieben werden, die Färbung dunkelt dann langsam nach. Auf ein Waschen mit Seife sollte weitgehend verzichtet werden, auch Wasser ist sparsam zu verwenden, beim Abtrocknen sollte nicht zu stark mit dem Handtuch gerieben werden, so bleiben die Muster am längsten erhalten!

# Register

# Bezugsquellen für Hobbythekprodukte

*ALC COSMETIC, 27804 Berne, Kranichstr. 2, Tel. 04406-6144.

BIOSHOP, 53840 Troisdorf, Kölner Str. 36a, Tel. 02241-978091, Fax 02203-57307.

*Fa. C & M DIE ÖKOTHEK, 73430 Aalen, Spitalstr. 14, Tel./Fax 07361-680176; 89522 Heidenheim, Hintere Gasse 18, Tel. 07321-26808.

*COLIMEX-ZENTRALE, 50996 Köln, Ringstr. 46, Tel. 0221-352072, Fax 0221-352071; Auslieferungsläden: 32312 Lübbecke, Lange Str. 1, Stern-Apotheke, Tel. 05741-7707, Fax 05741-310887; 33102 Paderborn, Bahnhofstr. 18, St.-Christophorus-Drogerie, Tel. 05251-105213, Fax 05251-105252; 38300 Wolfenbüttel, Lange Herzogstr. 13, Tel. 05331-298370, Fax 05331-298570; 40210 Düsseldorf, Immermannstr. 19, Proximed – Zentrum für Gesundheit GmbH, Tel. 0211-360422, Fax 0211-360425; 41812 Erkelenz, P.-Rüttchen-Str. 13, KONTRA-Center, Tel. 02431-81071, Fax 02431-72674; 42105 Wuppertal, Karlsplatz 3, Rathausgalerie, Tel./Fax 0202-443988; 42853 Remscheid, Alleestr. 74, Allee-Center, Tel./Fax 02191-927963; 48529 Nordhorn, Hauptstr. 47, Tel. 05921-721072, Fax 05921-721021; 49785 Lingen/Ems, Lookenstr. 22-24, Multistore Lingen, Tel./Fax 0591-8040707; 50171 Kerpen, Philipp-Schneider-Str. 2-6, Colimex im KHCenter, Tel./Fax 02237-922352; 50226 Frechen, Hauptstr. 99-103, Marktpassage, Tel./Fax 02234-274770; 50321 Brühl, Mühlenstr. 37, Tel./Fax 02232-47550; 50354 Hürth, Theresienhöhe, EKZ-Hürth/Arkaden, Tel./Fax 02233-708538; 50667 Köln, Brüderstr. 7, Rückseite Kaufhalle/Schildergasse, Tel./Fax 0221-2580862; 50858 Köln-Weiden, Aachener Str. 1253, Rhein Center Köln-Weiden, Tel./Fax 02234-709266; 51465 Bergisch Gladbach, Richard-Zanders-Str., Kaufhalle, Tel./Fax 02202-43103; 51643 Gummersbach, Wilhelmstr. 7, Vollkorn Naturwarenhandel, Tel. 02261-64784; 52062 Aachen, Peterstr. 10, Tel./Fax 0241-30327; 52428 Jülich, Am Markt 2, Parfümerie am Markt, Tel. 02461-2580; 53111 Bonn, Brüdergasse 4, Tel./Fax 0228-659698; 53474 Bad Neuenahr, Kurgartenstr. 1, Tel. 02641-200051; 53721 Siegburg, Am Brauhof 4, Tel./Fax 02241-591160; 53797 Lohmar, Breidtersteegsmühle, Broich & Weber, Tel. 02246-4245, Fax 02246-16418; 57462 Olpe, Bruchstr. 13, Valentin-Apotheke, Tel./Fax 02761-5190; 58706 Menden, Bahnhofstr. 5, Windrad, Tel. 02373-390301, Fax 02373-390238; 63450 Hanau, Fahrstr. 14, Hobbytee-Palic, Tel. 06181-256463; 63739 Aschaffenburg, Steingasse 37, Colimex/Cleopatra, Tel./Fax 06021-26464; 67482 Altdorf, Hauptstr. 78, Colimex/Naturkosmetik, Tel. 06327-97980, Fax 06327-960941; 94032 Passau, Am Schanzl 10, Turm-Apotheke, Tel. 0851-33377, Fax 0851-32109; 95444 Bayreuth, Maxstr. 16, Schloß-Apotheke, Tel. 0921-65767, Fax 0921-65777.

*DUFT & SCHÖNHEIT, 80331 München, Sendlinger Str. 46, Tel. 089-2608259.

HELGAS HOBBY SHOP, 63584 Gründau, Gartenstr. 19, Tel. 06058-2135.

*HOBBY-KOSMETIK, 86150 Augsburg, Bahnhofstr. 6, Tel. 0821-155346, Fax 0821-513945; 97618 Niederlauer bei Bad Neustadt/Saale, Lauertalmarkt Am Rück 1, Tel./Fax 09771-3094.

*JANSON GmbH, 76133 Karlsruhe, Kaiserpassage 16, Tel. 0721-26410, Fax 0721-27780.

*JOJOBA NATURPRODUKTE, 57076 Siegen-Weidenau, Bismarckstr. 5/Siegerlandzentrum, Tel. 0271-790201, Fax 0271-73866.

*KNACK-PUNKT, 73230 Kirchheim, Alleenstr. 87, Tel./Fax 07021-41726; 27472 Cuxhaven, Präsident-Herwig-Str. 40, Tel. 04721-62820.

*KOSMETIK-BAZARE: Interessengemeinschaft der Kosmetik-Bazare e.V., 28203 Bremen, Ostertorsteinweg 25-26, Tel. 0421-701699, Fax 0421-75531; 30159 Hannover, Knochenhauer Str. 6, Tel. 0511-326236, Fax 05066-693505; 30890 Barsinghausen, Breite Str. 7, Tel./Fax 05105-60560; 31582 Nienburg, Georgstr. 11, Tel. 05021-12825, Fax 05021-912242; 31785 Hameln, Thiewall 4, Tel./Fax 05151-22576; 32257 Bünde, Bahnhofstr. 31, Tel. 05223-5133, Fax 05232-71219; 32756 Detmold, Paulinenstr. 9, Tel. 05231-39614, Fax 05231-39691; 33615 Bielefeld, Arndtstr. 51, Tel. 0521-131008, Fax 05232-71219; 34414 Warburg, Hauptstr. 46, Tel. 05641-2311, Fax 05641-60648; 35037 Marburg, Augustinergasse, Tel. 06421-161363, Fax 0641-76450; 35390 Gießen, Frankfurter Str. 1, Tel. 0641-76979, Fax 0641-76450; 37671 Höxter, Am Markt 2a, Tel./Fax 05271-380095; 45130 Essen, Alfredstr. 43, Tel./Fax 0201-796413; 48143 Münster, Ludgeristr. 68, Tel. 0251-518505, Fax 0251-98918; 48431 Rheine, Marktstr. 14, Tel./Fax 05971-15421; 53721 Siegburg, Holzgasse 47, Tel./Fax 02241-590942; 58511 Lüdenscheid, Ringmauerstr. 5, Tel. 02351-179399, Fax 02351-179390; 59555 Lippstadt, Blumenstr. 1, Tel. 02941-78466, Fax 02947-5276; 63924 Kleinheubach, Dientzenhofer Str. 14, Tel./Fax 09371-68861; 65183 Wiesbaden, Marktstr. 14, Tel. 0611-379370, Fax 06124-3329; 67655 Kaiserslautern, Grüner Graben 3, Tel./Fax 0631-92527; 71638 Ludwigsburg, Mylius Str. 29, Tel./Fax 07141-927763; 75172 Pforzheim, Bahnhofstr. 9, Tel. 07231-33254, Fax 07452-67025; 97464 Oberwerrn, Bergstr. 7, Tel./Fax 09726-3319.

KOSMETIK ZUM SELBERMACHEN, 85049 Ingolstadt, Sauerstr. 9, Tel. 0841-33711.

LA VITA, 84028 Landshut, Isargestade 732, Tel./Fax 0871-24424.

MARGOTS BIOECKE, 51143 Köln-Porz, Josefstr./Ladenzeile Busbahnhof, Tel. 02203-55242, Fax 02203-57307.

McQUEEN'S NATURSHOP, 22880 Wedel, EKZ Rosengarten 6b, Tel. 04103-14950.
NATUR UND HOBBYLADEN, 91710 Gunzenhausen, Strittstr. 4, Tel. 09831-8574.
*OMIKRON, 74382 Neckarwestheim, Ländelstr. 32, Tel. 07133-17081, Fax 07133-17465.
PAPILLON – Die andere Pflege, 71063 Sindelfingen, Lützelwiesenstr. 17, Tel. 07031-800774.
PICCOLO, 86415 Mering, Bahnhofstr. 15, Tel. 08233-92186, Fax 08233-9799.
*PURA NATURA, 90402 Nürnberg, Johannesgasse 55, Tel. 0911-209522.
*SPINNRAD GMBH/ZENTRALE, 45899 Gelsenkirchen, Am Bugapark 3, Tel. 0209-17000-0, Tx. 824726 natur d, Fax 0209-17000-40; Auslieferungsläden: 01239 Dresden-Nickern, Kaufpark, Dohnaer Str. 246, Tel. 0351-2882089; 04104 Leipzig, DLZ, im Hauptbahnhof, Willy-Brandt-Platz 5, Tel. 0341-9612205; 04329 Leipzig-Paunsdorf, Paunsdorf Center, Paunsdorfer Allee 1, Tel. 0341-2518906; 06254 Günthersdorf, Saale Park, Tel. 03463-820803; 07545 Gera, Gera-Arcaden, Heinrichstr. 30, Tel. 0365-8001125; 07743 Jena, Goethe Galerie, Goethestr., Tel. 03641-890906; 09125 Chemnitz, Alt Chemnitz Center, Annabergerstr. 315, Tel. 0371-514226; 10247 Berlin-Friedrichshain, Frankfurter Allee 53, Tel. 030-4276161; 10439 Berlin-Prenzlauer Berg, Schönhauser Allee-Arcaden; 10719 Berlin-Wilmersdorf, Uhlandstr. 43-44, Tel. 030-8814848; 10789 Berlin-Charlottenburg, Europacenter, Eingang Tauentzienstr., Tel. 030-2616106; 12163 Berlin-Steglitz, Schloßstr. 1, Tel. 030-7911080; 12351 Berlin-Gropiusstadt, Johannisthaler Chaussee 295, Tel. 030-6030462; 12555 Berlin-Köpenick, Bahnhofstr. 33-38, Tel. 030-6520008; 12619 Berlin-Hellersdorf, Spree-Center, Hellersdorferstr. 79-81, Tel. 030-5612081; 13055 Berlin-Hohenschönhausen, Allee-Center, Landsberger Allee 277, Tel. 030-97609436; 13357 Berlin-Wedding, Badstr. 5, Tel. 030-49308939; 15745 Wildau, A10 Center an der BAB 10, Nähe Mega Markt, Tel. 0337-5504696; 16303 Schwedt, Oder Center, Landgrabenpark 1, Tel. 03332-421942; 17033 Neubrandenburg, Marktplatz Center, Marktplatz 2, Tel. 0395-5823511; 18055 Rostock, Rostocker Hof/Kröpeliner Str., Tel. 0381-4923281; 19053 Schwerin, Schloßpark-Center, Am Marienplatz 5-6, Tel. 0385-5812255; 20146 Hamburg-Rotherbaum, Grindelallee 42, Tel. 040-4106096; 21073 Hamburg-Harburg, Lüneburger Str. 19, Tel. 040-76753177; 21335 Lüneburg, Grapengießer Str. 25, Tel. 04131-406427; 22083 Hamburg-Barmbek, EKZ, Hamburgerstr. 37, Tel. 040-22738862; 22111 Hamburg-Billstedt, Billstedt-Center, Billstedter Platz 39, Tel. 040-73679808; 22143 Hamburg-Rahlstedt, Rahlstedt-Center, Schweriner Str. 8-12, Tel. 040-6779044; 22765 Hamburg-Ottensen, Mercado-Center, Ottenser Hauptstr. 8, Tel. 040-392310; 22850 Norderstedt-Garstedt, Herold-Center, Berliner Allee 38-44, Tel. 040-52883730; 22869 Schenefeld, Kiebitzweg 2/Industriestr.; Tel. 040-83099081; 23552 Lübeck, Mühlenstr. 11, Tel. 0451-7063307; 24103 Kiel, Holstenstr. 34, Tel. 0431-978728; 24534 Neumünster, Großflecken 51-53, Tel. 04321-41633; 24937 Flensburg, Große Str. 3, Tel. 0461-13761; 25524 Itzehoe, Holstein Center, Feldschmiedekamp 6, Tel. 04821-65106; 26122 Oldenburg, Achternstr. 22, Tel. 0441-25493; 26122 Oldenburg, Gaststr. 26, Tel. 0441-9572064, 26382 Wilhelmshaven, Nordseepassage, Bahnhofsplatz 1, Tel. 04421-455308; 26506 Norden, Neuer Weg 38, Tel. 04931-992859; 26789 Leer, EmsPark, Nüttermoorer Str. 2, Tel. 0491-9921127; 27568 Bremerhaven, Bürgermeister-Smid-Str. 53, Tel. 0471-44203; 27749 Delmenhorst, Lange Str. 96, Tel. 04221-129332; 28195 Bremen, Bremer Carré, Obernstr. 67, Tel. 0421-1691932; 28203 Bremen-Steintor, Ostertorsteinweg 42-43, Tel. 0421-3399043; 28259 Bremen-Huchting, Roland-Center, Alter Dorfweg 30-50, Tel. 0421-5798506; 30159 Hannover, Georgstr. 7, Tel. 0511-7000815; 30823 Garbsen, Havelser-/Berenbosteler Str., Tel. 05131-476253; 30853 Langenhagen, City Center, Marktplatz 5, Tel. 0511-7242488; 30880 Laatzen, Leine EKZ, Marktplatz 11, Tel. 0511-8236700; 31134 Hildesheim, Angoulemeplatz 2, Tel. 05121-57311; 31785 Hameln, Bäckerstr. 40, Tel. 05151-958606; 32052 Herford, Lübbestr. 12-20, Tel. 05221-529654; 32423 Minden, Bäckerstr. 72, Tel. 0571-87580; 32756 Detmold, Lange Str. 36, Tel. 05231-37695; 33098 Paderborn, EKZ/Königplatz 12, Tel. 05251-281759; 33330 Gütersloh, Münsterstr. 6, Tel. 05241-237071; 33602 Bielefeld, Marktpassage, Tel. 0521-66152; 34117 Kassel, Untere Königstr. 52, Tel. 0561-14339; 35390 Gießen, Kaplansgasse 2-4, Tel. 0641-792393; 35576 Wetzlar, Langgasse 39, Tel. 06441-46952; 36037 Fulda, Bahnhofstr. 4, Tel. 0661-240638; 37073 Göttingen, Gronerstr. 57/58, Tel. 0551-44700; 38100 Braunschweig, Sack 2, Tel. 0531-42032; 38226 Salzgitter-Lebensstedt, Fischzug 12, Tel. 05341-178729; 38440 Wolfsburg, Südkopfcenter, Tel. 05361-15004; 38640 Goslar, Kaiserpassage, Breite Str., Tel. 05321-43963; 39104 Magdeburg, City Carré, Kantstr. 5a, Tel. 0391-5666740; 39326 Hermsdorf, EKZ Elbe Park, Tel. 039206-52207; 40212 Düsseldorf, Schadowstr. 80, Tel. 0211-357105; 40218 Düsseldorf-Friedrichstadt, Friedrichstr. 12, Tel. 0211-3859444; 40477 Düsseldorf-Derendorf, Nordstr. 79, Tel. 0211-4984725; 40721 Hilden, Bismarckpassage, Tel. 02103-581937; 40878 Ratingen, Obernstr. 29, Tel. 02102-993801; 41061 Mönchengladbach, Hindenburgstr. 173, Tel. 02161-22728; 41236 Mönchengladbach-Rheydt, Galerie am Marienplatz, Tel. 02166-619739; 41460 Neuss, Zollstr. 1-7, Ecke Oberstr., Tel. 02131-276708; 41539 Dormagen, Kölner Str. 98, Tel. 02133-49045; 41747 Viersen, Hauptstr. 85, Tel. 02162-350549; 42103 Wuppertal-Elberfeld, Herzogstr. 28, Tel. 0202-441281; 42275 Wuppertal-Barmen, Alter Markt 7, Tel. 0202-551753; 42551 Velbert, Friedrichstr. 168, Tel. 02051-52727; 42651 Solingen, Hauptstr. 28, Tel. 0212-204041; 42853 Remscheid, Alleestr. 30, Tel. 02191-420867; 44135 Dortmund, Bissenkamp 12-16, Tel. 0231-578936; 44532 Lünen, Lange Str. 32, Tel. 02306-258186; 44575 Castrop-Rauxel, EKZ Widumer Platz, Lönsstr., Tel.

02305-27215; 44623 Herne, Bahnhofstr. 45, Tel. 02323-53021; 44787 Bochum, Kortumstr. 33, Tel. 0234-66123; 44791 Bochum-Harpen, Ruhrpark Shoppingcenter, Tel. 0234-238516; 44801 Bochum-Querenburg, Uni Center, Querenburger Höhe 111, Tel. 0234-708678; 45127 Essen, Spinnrad Gesund & Lecker, Willi-Brandt-Platz 15, Tel. 0201-1769609; 45127 Essen, City Center, Porscheplatz 21, Tel. 0201-221295; 45276 Essen-Steele, Bochumer Str. 16, Tel. 0201-512104; 45329 Essen-Altenessen, EKZ Altenessen, Altenessener Str. 411, Tel. 0201-333617; 45468 Mülheim, Forum City, Hans-Böckler-Platz 10, Tel. 0208-34907; 45472 Mülheim-Heißen, Rhein-Ruhr-Zentrum, Tel. 0208-498192; 45525 Hattingen, Obermarkt 1, Tel. 02324-55691; 45657 Recklinghausen, Kunibertistr. 28, Tel. 02361-24194; 45699 Herten, Ewaldstr. 3-5, Tel. 02366-938616; 45721 Haltern, Merschstr. 6, Tel. 02364-929351; 45768 Marl, EKZ Marler Stern, Obere Ladenstr. 68, Tel. 02365-56429; 45879 Gelsenkirchen, WEKA Kaufhaus, Bahnhofstr. 55-65, Tel. 0209-208963; 45894 Gelsenkirchen-Buer, Horster Str. 4, Tel. 0209-398889; 45899 Gelsenkirchen-Horst, In der Spinnrad-Zentrale, Am Bugapark 3, Tel. 0209-17000680; 45964 Gladbeck, Hochstr. 29-31, Tel. 02043-21293; 46047 Oberhausen, Centro, Centroallee 150, Tel. 0208-21970; 46049 Oberhausen, Bero Center 110, Tel. 0208-27065; 46236 Bottrop, Kirchplatz 4, Tel. 02041-684484; 46282 Dorsten, Recklinghäuserstr. 4, Tel. 02362-45748; 46397 Bocholt, Osterstr. 51, Tel. 02871-186024; 46483 Wesel, Hohe Str. 26, Tel. 0281-34794; 46535 Dinslaken, Neustr. 31-33, Tel. 02064-72328; 47051 Duisburg, Königstr. 42, Tel. 0203-284497; 47441 Moers, Steinstr. 31, Tel. 02841-23771; 47798 Krefeld, Hansa Zentrum 42-43, Tel. 02151-395635; 47798 Krefeld, Neumarkt 2, Tel. 02151-22547; 48143 Münster, Ludgeristr. 114, Tel. 0251-42352; 48282 Emsdetten, EKZ Villa Nova, Bahnhofstr. 2-8, Tel. 02572-88447; 48431 Rheine, Münsterstr. 6, Tel. 05971-13548; 48653 Coesfeld, Schüppenstr. 12, Tel. 02541-82747; 49074 Osnabrück, Große Str. 84-85, Tel. 0541-201373; 50672 Köln, Olivandenhof, Richmodstr. 10, Tel. 0221-256606; 50678 Köln-Südstadt, Severinstr. 53, Tel. 0221-3100018; 50765 Köln-Chorweiler, City-Center Chorweiler, Mailänder Passage 1, Tel. 0221-7088940; 50823 Köln-Ehrenfeld, Venloer Str. 336, Tel. 0221-5103342; 51065 Köln-Mülheim, Galerie Wiener Platz, Wiener Platz 1, Tel. 0221-6202754; 51373 Leverkusen, Hauptstr. 73, Tel. 0214-403131; 52062 Aachen, Adalbertstr. 110, Tel. 0241-20453; 52062 Aachen, Rethelstr. 3, Tel. 0241-25254; 52222 Stolberg, Rathausgalerie, Steinweg 83-89, Tel. 02402-21245; 52249 Eschweiler, Grabenstr. 66, Tel. 02403-15286; 52349 Düren, Josef-Schregel-Str. 48, Tel. 02421-10082; 53111 Bonn, Poststr. 4, Tel. 0228-636667; 53177 Bonn-Bad Godesberg, Theaterplatz 2, Tel. 0228-351075; 53757 St. Augustin, Huma EKZ, Rathausallee 16, Tel. 02241-27040; 53879 Euskirchen, Kino Center Galeria, Tel. 02251-782191; 54290 Trier, Fleischstr. 11, Tel. 0651-48237; 55116 Mainz, Kirschgarten 4, Tel. 06131-228141; 55116 Mainz, Lotharstr. 9, Tel. 06131-238373; 56068 Koblenz, Löhrstr. 16-20, Tel. 0261-14925; 56564 Neuwied, Langendorfer Str. 111, Tel. 02631-357661; 57072 Siegen, City-Galerie, Am Bahnhof 40, Tel. 0271-2383124; 57072 Siegen, Marburger Str. 34, Tel. 0271-54540; 58096 Hagen, Elberfelder Str. 37, Tel. 02331-17438; 58239 Schwerte, Hüsingstr. 22-24, Tel. 02304-990293; 58452 Witten, Bahnhofstr. 38, Tel. 02302-275122; 58511 Lüdenscheid, EKZ Stern Center/Altenaer Str., Tel. 02351-22907; 58636 Iserlohn, Alter Rathausplatz 7, Tel. 02371-23296; 59065 Hamm, Bahnhofstr. 1c, Tel. 02381-20245; 59174 Kamen, Weststr. 16, Tel. 02307-235387; 59227 Ahlen, Oststr. 44, Tel. 02382-806677; 59555 Lippstadt, Lippe Galerie, Kahlenstr./Langestr., Tel. 02941-58332; 60311 Frankfurt, Kaiserstr. 11, Tel. 069-291481; 60388 Frankfurt-Bergen-Enkheim, Borsigallee 26, Tel. 06109-369596; 60439 Frankfurt-Nordweststadt, Nord West Zentrum, Tituscorsostr. 2b, Tel. 069-584800; 63065 Offenbach, Herrenstr. 37, Tel. 069-825648; 63739 Aschaffenburg, City-Galerie, Goldbacher Str. 2, Tel. 06021-12662; 64283 Darmstadt, Wilhelminenpassage, Tel. 06151-22078; 64283 Darmstadt, Wilhelminenstr. 2, Tel. 06151-294525; 65183 Wiesbaden, Mauritius Galerie 23, Tel. 0611-378166; 65183 Wiesbaden, Langgasse 12, Tel. 0611-9010694; 65549 Limburg, Bahnhofstr. 4, Tel. 06431-25766; 66111 Saarbrücken, Bahnhofstr. 20-30, Tel. 0681-3908994; 66424 Homburg/Saar, Saarpfalz Center, Talstr. 38a, Tel. 06841-5351; 67059 Ludwigshafen, Bismarckstr. 106, Tel. 0621-526664; 67547 Worms, Obermarkt 12, Tel. 06241-88642; 67655 Kaiserslautern, Pirmasenser Str. 8, Tel. 0631-696114; 68159 Mannheim, U 1, U 2, Fußgängerzone, Tel. 0621-1560425; 69115 Heidelberg, Das Carré, Rohrbacher Str. 6-8d, Tel. 06221-166825; 69117 Heidelberg, Hauptstr. 62, 70173 Stuttgart, Lautenschlager Str. 3, Tel. 0711-291469; 70372 Stuttgart-Bad Cannstatt, Bahnhofstr. 1-5, Tel. 0711-562113; 71084 Böblingen, Kaufzentrum Sindelfinger Allee, Tel. 07031-233664; 71638 Ludwigsburg, Marstall-Center, Tel. 07141-902879; 72070 Tübingen, Kirchgasse 2, Tel. 07071-52571; 72764 Reutlingen, Metzgerstr. 4, Tel. 07121-320415; 73230 Kirchheim Teck, Stuttgarter Str. 2, Tel. 07021-734270; 73430 Aalen, Marktplatz 20, Tel. 07361-66543; 73728 Esslingen, Roßmarkt 1, Tel. 0711-350199; 73733 Esslingen-Weil, Neckar-Center, Weilstr. 227, Tel. 0711-386905; 74072 Heilbronn, Sülmerstr. 34, Tel. 07131-962138; 75172 Pforzheim, Bahnhofstr. 10, Tel. 07231-353071; 76133 Karlsruhe, Kaiserstr. 170, Tel. 0721-24845; 76829 Landau, Rathausplatz 10, Tel. 06341-85818; 77652 Offenburg, Steinstr. 28, Tel. 0781-1665; 78050 Villingen-Schwenningen, Niedere Str. 37, Tel. 07721-32575; 78224 Singen, Scheffelstr. 9, Tel. 07731-68642; 78462 Konstanz, Hussenstr. 24, Tel. 07531-15329; 78532 Tuttlingen, Hecht Carré, Königstr. 2, Tel. 07461-76961; 79098 Freiburg, Rathausgasse 13, Tel. 0761-381213; 80331 München, Asamhof, Sendlinger Str. 66, Tel. 089-264159; 80797 München-Nordbad, Schleißheimer Str. 100, Tel. 089-1238685; 83022 Rosenheim, Stadtcenter, Kufsteiner Str. 7, Tel. 08031-33536; 83278 Traunstein, Maxstr. 33, Tel. 0861-69506; 83395 Freilassing, Hauptstr. 29, Tel. 08654-478777; 85057 Ingolstadt, West

Park, Tel. 08411-87822; 86150 Augsburg, Viktoriapassage, Tel. 0821-155482; 87435 Kempten, Fischersteige 4, Tel. 0831-24503; 88212 Ravensburg, Eisenbahnstr. 8, Tel. 0751-14489; 89077 Ulm-Weststadt, Blautal Center, Blaubeurer Str. 95, Tel. 0731-9314111; 89231 Neu Ulm, Mutschler Center, Borsigstr. 15, Tel. 0731-723023; 90402 Nürnberg, Grand Bazar, Karolinenstr. 45, Tel. 0911-232533; 90402 Nürnberg, Pfannenschmidsgasse 1, Tel. 0911-2448834; 90473 Nürnberg-Langwasser, Franken-Center, Glogauer Str. 30-38, Tel. 0911-8000152; 90762 Fürth, City Center, Alexander Str. 11, Tel. 0911-773663; 91054 Erlangen, Hauptstr. 46, Tel. 09131-201043; 91126 Schwabach, Königstr. 2, Tel. 09122-16849; 93047 Regensburg, Maximilianstr. 14, Tel. 0941-51150; 94469 Deggendorf, Degg's Einkaufspassage, Hans-Krämer-Str. 31, Tel. 0991-3790052; 95028 Hof, Ludwigstr. 47, Tel. 09281-3641; 96052 Bamberg, EKZ Atrium, Ludwigstr. 2, Tel. 0951-202588; 96450 Coburg, Steinweg 24, Tel. 09561-99414; 97070 Würzburg, Kaiserstr. 16, Tel. 0931-15608; 98527 Suhl, Lauterbogen-Center, Friedrich-König-Str. 21, Tel. 03681-708536; 99085 Erfurt-Nord, Thüringen Park, Tel. 0361-7462048.
*STELLA-ESSENZEN, 73066 Uhingen, Bleichereistr. 41, Tel./Fax 07161-939630.
SYLVI'S NATURLADEN 88489 Wain, Obere Dorfstr. 37, Tel. 07353-1465.
WASCH- UND PFLEGEECKE, 91710 Gunzenhausen, Lindenstr. 2b, Tel. 09831-7429.

*In der Schweiz:*
DORF-LÄDELI, CH-8863 Buttikon, Kantonsstr. 49, Tel. 055-4441854.
DROGERIE LEHNER, CH-3097 Liebefeld, Kirchstr. 15, Tel. 031-9714612, Fax 031-9725309.
*INTERWEGA Handels GmbH, CH-8863 Buttikon, Kantonsstr. 49, Tel. 055-4441854, Fax 055-4442477.

*In Österreich:*
ART OF BEAUTY, Kosmetik Selbermachen, A-4600 Wels, Trauseneggerdamm 20, Tel./Fax 07242-57226.
*CREATIV-COSMETIK, A-5020 Salzburg, Ganshofstr. 8, Tel. 0662-848802, Fax 0662-848803.

Die mit * gekennzeichneten Firmen betreiben auch Versandhandel.
Einige Substanzen erhalten Sie auch in Reformhäusern, Drogerien, Apotheken, Bioläden und Lebensmittelläden. Vergleichen Sie die Preise!

*Hinweis:*
Autoren und Verlag bemühen sich, in diesem Verzeichnis nur Firmen zu nennen, die hinsichtlich der Substanzen und Preise zuverlässig und günstig sind. Trotzdem kann eine Gewährleistung von Autoren und Verlag nicht übernommen werden. Irgendwelche Formen von gesellschaftsrechtlicher Verbindung, Beteiligung und/oder Abhängigkeit zwischen Autoren und Verlag einerseits und den hier aufgeführten Firmen andererseits existieren nicht.

Spinnrad

# Rohstoffe und Fertigprodukte rund ums Haar

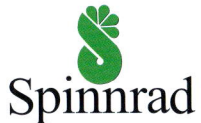

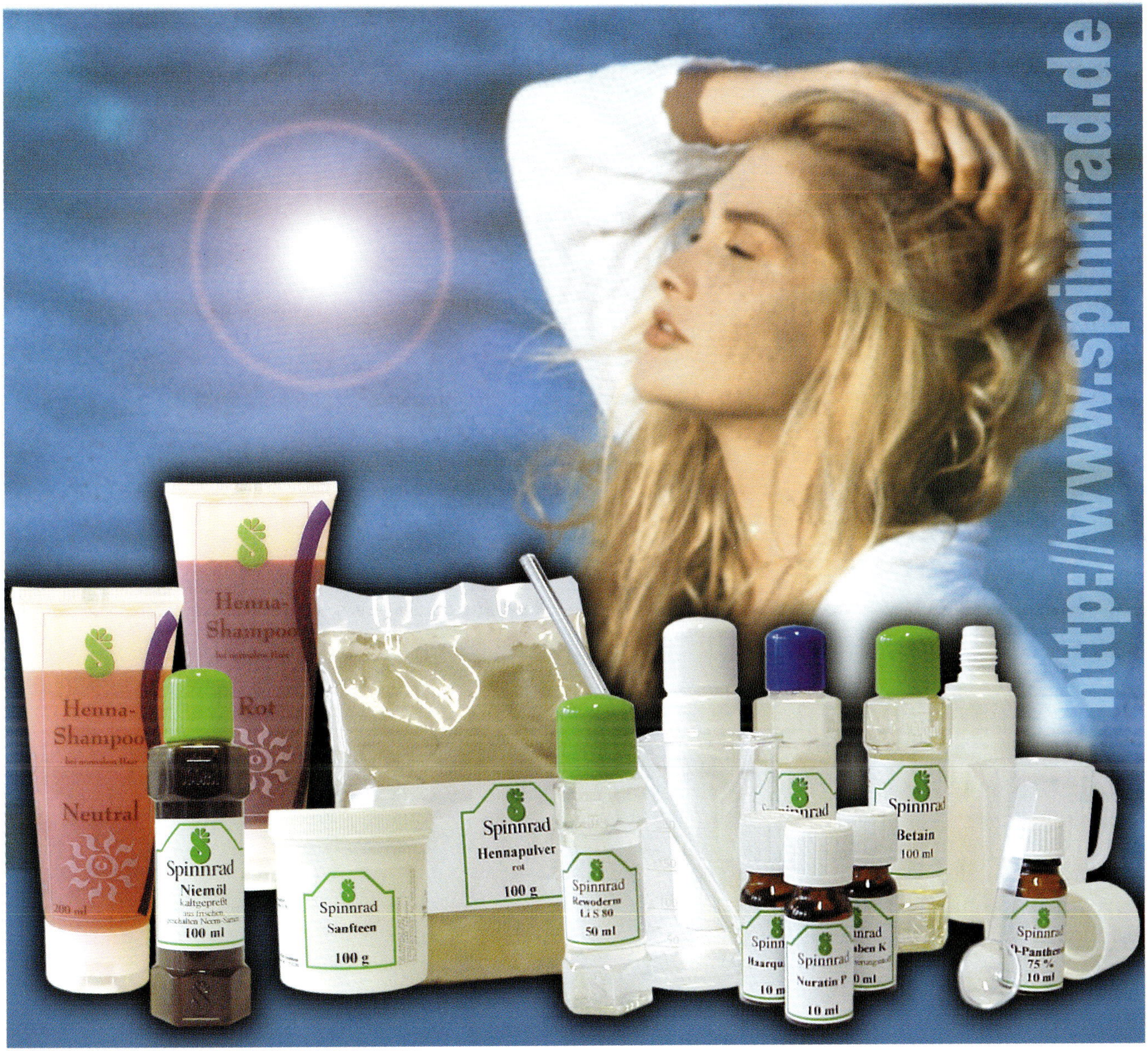

# *Weitere Hobbythekbücher*

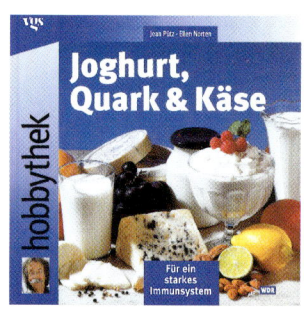

## Joghurt, Quark & Käse

Probiotische Joghurts liegen im Trend. Ihre gesunden Kulturen stärken die Abwehrkräfte im Körper und unterstützen die Verdauung. Doch es muß nicht immer Joghurt sein: Die Hobbythek hat für Sie probiotische Kulturen getestet und zusammengestellt, mit denen Sie auch Quark und sogar Käse ohne Probleme selber herstellen können. Nach unseren Anleitungen können Sie ohne viel Mühe nicht nur Frischkäse, sondern – mit Hilfe einer Käsepresse – sogar exklusive Käsespezialitäten wie Camembert oder Roquefort preisgünstig produzieren.

In diesem Buch finden Sie alle wichtigen Informationen zu Milchprodukten und den Kulturen, durch die sie entstehen, Anleitungen zum Herstellen der Köstlichkeiten sowie zahlreiche Rezepte, zum Beispiel:

*   spritzige Milchgetränke
*   würzig eingelegten Mozzarella
*   pikante Roquefortkugeln
*   leichte Quarkaufläufe

und vieles mehr.

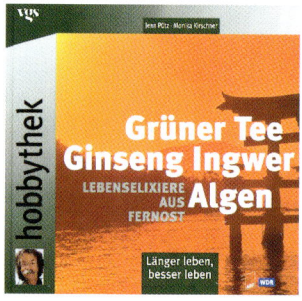

## Länger leben, besser leben Lebenselixiere aus Fernost

Alt werden wollen alle, altern will niemand. Der Wunsch nach einem langen, aktiven und selbstbestimmten Leben wird nirgends so kultiviert wie im Fernen Osten, vor allem in Japan und China. Die Hobbythek hat sich deshalb vor Ort auf die Suche nach den wirksamsten Methoden gegen das Altern gemacht: Tauchen Sie ein in die Philosophie des grünen Tees und erlernen Sie die Kunst der Zubereitung. Sehen Sie, wie man Shiitake-Pilze im eigenen Garten züchten kann oder selbst eine Ingwerpflanze zieht, und erfahren Sie mehr über die Lebenselixiere aus Fernost:

*   Grüner Tee: Genuß und Medizin
*   Shiitake: geheimnisvolle Götterspeise
*   Ingwer: scharfe Medizin
*   Algen: Heilkräfte aus dem Wasser
*   Ginseng: die unergründliche Wurzel

Mit zahlreichen genußvollen Rezepten für Küche und Kosmetik.